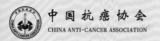

中国抗癌协会
CHINA ANTI-CANCER ASSOCIATION

眼肿瘤

中国肿瘤整合诊治指南（CACA）

CACA GUIDELINES FOR HOLISTIC INTEGRATIVE MANAGEMENT OF CANCER

2022

丛书主编 ◎ 樊代明

主　　编 ◎ 范先群

U0244976

天津出版传媒集团

天津科学技术出版社

图书在版编目(CIP)数据

中国肿瘤整合诊治指南. 眼肿瘤. 2022 / 樊代明丛书主编；范先群主编. —— 天津：天津科学技术出版社，2022.6

ISBN 978-7-5742-0116-3

Ⅰ.①中… Ⅱ.①樊… ②范… Ⅲ.①眼病—肿瘤—诊疗—指南 Ⅳ.①R73-62

中国版本图书馆CIP数据核字(2022)第104146号

中国肿瘤整合诊治指南. 眼肿瘤. 2022
ZHONGGUO ZHONGLIU ZHENGHE ZHENZHI ZHINAN.
YANZHONGLIU.2022

策划编辑：方　艳

责任编辑：张建锋

责任印制：兰　毅

出　　版：天津出版传媒集团
　　　　　天津科学技术出版社

地　　址：天津市西康路35号

邮　　编：300051

电　　话：(022)23332390

网　　址：www.tjkjcbs.com.cn

发　　行：新华书店经销

印　　刷：天津中图印刷科技有限公司

开本 787×1092　1/32　印张6.75　字数123 000
2022年6月第1版第1次印刷
定价：78.00元

李海燕　　李　鸿　　杜　伟　　杨文慧　　杨华胜
杨新吉　　杨滨滨　　汪朝阳　　肖亦爽　　辛向阳
邱晓荣　　邵　庆　　陆琳娜　　陈　宏　　陈志钧
陈琳琳　　陈　辉　　陈　樱　　周吉超　　季迅达
林　明　　武　犁　　罗　鑫　　金　眉　　柯　敏
赵月皎　　赵　红　　赵红妹　　钟　蕾　　项道满
项　楠　　唐东润　　唐　松　　秦　伟　　袁洪峰
贾力蕴　　郭　庆　　项晓琳　　屠永芳　　崔红光
梁建宏　　章余兰　　程金伟　　廖洪斐　　熊　炜
谭　佳　　薛尚才　　魏文斌　　魏　菁

视网膜母细胞瘤

主　编

范先群

副主编

贾仁兵　　黄东生　　赵军阳

秘书组

徐晓芳　　文旭洋　　韩艳萍　　冯伊怡　　何晓雨

罗颖秀

通讯作者

范先群

编　委（姓氏笔画排序）

卜战云　　万伍卿　　于　洁　　马建民　　马晓莉

马晓萍	文旭洋	方拥军	王一卓	王大庆
王 丽	王建仓	王 峰	王富华	王殿强
王 毅	王耀华	冯 晨	卢 苇	卢跃兵
卢 蓉	史季桐	叶 娟	田彦杰	白 萍
乔丽珊	任彦新	刘小伟	刘历东	刘立民
刘 伟	刘 炜	刘洪雷	刘 荣	刘爱国
刘银萍	孙丰源	孙先桃	孙 红	安宁宇
江 莲	汤永民	许育新	闫希冬	闫 杰
何为民	吴国海	吴 昃	吴 桐	宋 欣
张 伟	张伟令	张伟敏	张诚玥	张 积
张艳飞	张 谊	张 萌	张 靖	张 黎
张冀鹜	张 燕	李冬梅	李光宇	李凯军
李养军	李海燕	李 彬	李 鸿	杜 伟
杨文利	杨文慧	杨华胜	杨新吉	杨滨滨
汪朝阳	肖亦爽	肖 娟	苏 雁	苏 颖
辛向阳	邱晓荣	邵 庆	邵静波	陆琳娜
陈 宏	陈志钧	陈琳琳	陈 辉	陈 樱
周吉超	季迅达	林 明	武 犁	罗学群
罗 鑫	范佳燕	金 眉	姜利斌	柯 敏
胡慧敏	贺湘玲	赵卫红	赵月皎	赵 红
赵红姝	钟 蕾	项道满	项 楠	唐东润
唐 松	徐忠金	徐晓军	徐晓芳	秦 伟
袁洪峰	袁晓军	贾力蕴	贾海威	郭 庆

项晓琳　　高怡瑾　　高　举　　屠永芳　　崔红光
常　健　　梁建宏　　章余兰　　程金伟　　葛　心
蒋马伟　　韩明磊　　廖洪斐　　熊　炜　　谭　佳
鲜军舫　　黎　阳　　薛尚才　　薛　康　　魏文斌
魏　菁

结膜黑色素瘤

主　编

范先群　　贾仁兵

编写秘书组

李一敏　　李甫芸　　贾世羽　　朱田雨　　石寒菡

通讯作者

范先群　　贾仁兵

编　委（姓氏笔画排序）

卜战云　　马晓莉　　马晓萍　　王大庆　　王建仓
王　峰　　王富华　　王殿强　　王　毅　　王耀华
卢　苇　　卢跃兵　　卢　蓉　　叶　娟　　田彦杰
白　萍　　乔丽珊　　任彦新　　刘小伟　　刘历东
刘立民　　刘　伟　　刘洪雷　　刘　荣　　刘银萍
孙丰源　　孙先桃　　孙　红　　安宁宇　　朱国培
许育新　　许诗琼　　闫希冬　　何为民　　吴国海
吴　畏　　吴　桐　　宋　欣　　张　伟　　张伟敏
张诚玥　　张　积　　张艳飞　　张　萌　　张　靖

张　黎　　张　燕　　李一敏　　李冬梅　　李光宇
李凯军　　李养军　　李海燕　　李　鸿　　杜　伟
杨文慧　　杨华胜　　杨新吉　　杨滨滨　　汪朝阳
肖亦爽　　辛向阳　　邱晓荣　　邵　庆　　陆琳娜
陈　宏　　陈志钧　　陈琳琳　　陈　辉　　陈　樱
周吉超　　季迅达　　林　明　　武犁　　罗　鑫
金　眉　　柯　敏　　赵月皎　　赵　红　　赵红姝
钟　蕾　　项道满　　项　楠　　唐东润　　唐　松
秦　伟　　袁洪峰　　贾力蕴　　郭　庆　　项晓琳
屠永芳　　崔红光　　梁建宏　　章余兰　　程金伟
蒋　雯　　廖洪斐　　熊　炜　　谭　佳　　薛尚才
魏文斌　　魏　菁

泪腺腺样囊性癌

主　编

范先群　贾仁兵

副主编

孙丰源

编写秘书组

宋　欣　杨　洁　冯伊怡　杨依迪　周晓雯

通讯作者

范先群　贾仁兵

编　委（姓氏笔画排序）

卜战云	马晓莉	马晓萍	王大庆	王业飞
王建仓	王　峰	王富华	王殿强	王　毅
王耀华	卢　苇	卢跃兵	卢　蓉	叶　娟
田彦杰	白　萍	乔丽珊	任彦新	刘小伟
刘历东	刘立民	刘　伟	刘洪雷	刘　荣
刘银萍	孙先桃	孙　红	安宁宇	许育新
闫希冬	何为民	吴国海	吴　畏	吴　桐
宋　欣	张　伟	张伟敏	张诚玥	张　积
张艳飞	张　萌	张　靖	张　黎	张　燕
张燕捷	李冬梅	李光宇	李　江	李凯军
李养军	李海燕	李　鸿	杜　伟	杨文慧
杨华胜	杨新吉	杨滨滨	汪朝阳	肖亦爽
辛向阳	邱晓荣	邵　庆	陆琳娜	陈　宏
陈志钧	陈琳琳	陈　辉	陈　樱	周一雄
周吉超	季迅达	林　明	武　犁	罗　鑫
金　眉	柯　敏	赵月皎	赵　红	赵红姝
钟　蕾	项道满	项　楠	唐东润	唐　松
秦　伟	袁洪峰	贾力蕴	郭　庆	项晓琳
屠永芳	崔红光	梁建宏	章余兰	程金伟
廖洪斐	熊　炜	谭　佳	薛尚才	魏文斌
魏　菁				

葡萄膜黑色素瘤

主　编

魏文斌　范先群

副主编

项晓琳　贾仁兵

编写秘书组

徐晓芳　庄　艾　潘　晖　柴佩韦

通讯作者

魏文斌　范先群

编　委（姓氏笔画排序）

卜战云	马晓莉	马晓萍	王大庆	王建仓
王　峰	王富华	王殿强	王　毅	王耀华
卢　苇	卢跃兵	卢　蓉	叶　娟	田彦杰
白　萍	乔丽珊	任彦新	刘小伟	刘历东
刘立民	刘　伟	刘洪雷	刘　荣	刘银萍
孙丰源	孙先桃	孙　红	安宁宇	庄　艾
许育新	闫希冬	何为民	吴国海	吴　畏
吴　桐	宋　欣	张　伟	张伟敏	张诚玥
张　积	张艳飞	张　萌	张　靖	张　黎
张　燕	李冬梅	李光宇	李凯军	李养军
李　海	李　鸿	杜　伟	杨文慧	杨华胜
杨　萱	杨新吉	杨滨滨	汪朝阳	肖亦爽
辛向阳	邱晓荣	邵　庆	陆琳娜	陈　宏

陈志钧	陈琳琳	陈　辉	陈　樱	周吉超
季迅达	林　明	武　犁	罗　鑫	金　眉
柯　敏	赵月皎	赵军阳	赵　红	赵红姝
钟　蕾	项道满	项　楠	唐东润	唐　松
徐晓芳	秦　伟	袁洪峰	贾力蕴	郭　庆
钱　江	项晓琳	屠永芳	崔红光	梁建宏
章余兰	程金伟	靳晓亮	廖洪斐	熊　炜
谭　佳	潘　晖	薛尚才	魏文斌	魏　菁
魏锐利				

目录

第一篇　眼睑皮脂腺癌

第二篇　视网膜母细胞瘤

眼肿瘤

第三篇　结膜黑色素瘤

第四篇　泪腺腺样囊性癌

眼肿瘤

中国肿瘤整合诊治指南

第五篇　葡萄膜黑色素瘤

眼肿瘤

中国肿瘤整合诊治指南

第一篇 眼睑皮脂腺癌

── 第一章 ──

眼睑皮脂腺癌流行病学和发病机制

第一节 流行病学

皮脂腺癌（Sebaceous Carcinomas，SC）起源于皮脂腺细胞，是罕见的皮肤附件恶性肿瘤，占原发性皮肤恶性肿瘤的0.7%~1.3%。SC好发于眼睑、面部、头皮等处，其中眼周SC占所有患者的34.5%~59%。SC多起源于睑板腺，其次是Zeis腺和Moll腺，亚洲常见，发病率可达（1~2）/10万人，在我国占眼睑恶性肿瘤第二位。而在印度、日本等国家，SC发病率甚至超过了基底细胞癌。拉丁美洲，西方和北欧SC少见。

第二节 发病机制

SC病因和发生机制不清，已知高危因素包括高龄、女性、放疗史，免疫抑制和遗传易感性。基因突变、信号通路异常等调控SC形成。

约2/3 SC患者中存在p53突变。SC患者标本中

p53过表达，细胞核p53强阳性，且细胞核p53强阳性几乎仅在皮脂腺癌中发生，p53染色阳性的标本中错配修复蛋白均完好无损，微卫星的稳定性正常，提示p53功能失调和p53信号改变是SC独立的发生机制之一。

Hedgehog信号通路控制细胞增殖与分化，该信号通路被异常激活时，可引起肿瘤的发生与发展。SC瘤体与周围基质组织中均存在完整的Hedgehog通路（包括PTCH1、SMO、Gli1和Gli2）高表达，表达水平甚至超过基底细胞癌，而基底细胞癌已明确受Hedgehog驱动，表明异常的Hedgehog信号传导在SC发生中发挥促进作用，为SC的靶向治疗提供潜在可能。

人类表皮生长因子受体2（Human epidermal growth factor receptor 2，HER2）：可与表皮生长因子结合，启动细胞核内的相关基因，促进细胞增殖分裂。研究显示，HER2扩增和表观遗传变化，如CDKN2A启动子的甲基化与SC的发展相关。通过对SC患者全外显子二代基因测序，发现了139个非同义的体细胞突变，其中TP53，RB1，PIK3CA，PTEN，ERBB2和NF1是最常见的突变。这些突变都和PI3K信号级联反应激活有关，提示PI3K途径激活是SC重要驱动因素。

其他机制研究发现包括：① Wnt /β-Catenin通路激活过表达，与SC的侵袭行为有关；②在SC中存在

p21/WAF1 的缺失，与淋巴结转移相关；③ SC 患者存在 RB1、NOTCH1、ZNF750 和 PCDH15 基因突变，且 NOTCH1 基因突变常与 p53 和 RB1 突变相伴出现，PCDH15 基因突变与 SC 转移相关。

第一章 眼睑皮脂腺癌流行病学和发病机制

— 第二章 —————————

SC 的检查和诊断

第一节 SC 的症状与体征

1 临床表现

SC 多见于老年人，平均发病年龄 70 岁，女性略多于男性。上睑是最常见的发病部位，同时累及上下眼睑的患者占 1%~6%。

SC 表现多样。起源于睑板腺的 SC，生长方式主要有结节型和弥漫型两种。结节型 SC 表现为眼睑皮下结节，与睑板腺囊肿相似，单发，黄色或黄白色实性结节，常缓慢增长。肿瘤增大后呈菜花样，顶部中央破溃形成凹陷性溃疡。弥漫型 SC 表现为单侧眼睑、睑板弥散性增厚、溃疡，容易引起睫毛脱落，与慢性睑结膜炎和睑缘炎相似，易误诊。起源于 Zeis 腺和 Moll 腺的 SC，病变位于睑缘而非睑板。起源于泪阜皮脂腺者，表现为泪阜增大、变黄。少数 SC 眼睑症状不明显，通过向深处浸润导致泪腺占位，易误诊为泪腺原发肿瘤。

SC恶性度较高，肿瘤可以直接侵犯周围邻近组织，如眼眶软组织、泪道引流系统等，也可转移至耳前、下颌下、腮腺和颈部淋巴结，还可以经血行转移至远处器官。Pagetoid上皮内浸润是SC的一个独特表现，指肿瘤细胞在结膜、角膜、眼睑上皮内以不连续的方式生长，使肿瘤呈现出"跳跃式"扩散，导致皮脂腺癌呈多中心表现。在SC中26%~51%患者存在Pagetoid扩散，Pagetoid扩散最常见的症状和体征是眼部刺激症状和眼睑弥漫性增厚，Pagetoid扩散通常和眼眶扩散、局部复发和远处转移呈正相关。

2 与SC有关的综合征

SC可以是Muir-Torre综合征的表现之一。Muir-Torre综合征是一种罕见的常染色体遗传病，最早由Muir和Torre报道于1967和1968年，特征是患者同时罹患皮肤肿瘤和内脏恶性肿瘤。Muir-Torre综合征分两种类型，多见的是林奇综合征（遗传性非息肉病性结直肠癌，Hereditary Nonpolyposis Colorectal Cancer，HNPCC），约占Muir-Torre综合征的65%。原因是DNA错配修复（Mismatch Repair，MMR）基因缺陷，导致微卫星不稳定性（MSI），肿瘤早发并伴阳性家族史。最常被破坏的基因为MSH2，见于90%以上的

Muir-Torre综合征Ⅰ型患者。第二种类型病例散发，约占Muir-Torre综合征的35%，未见错配修复基因缺陷及微卫星不稳定性，碱基切除修复基因MYH的双等位基因失活导致常染色体隐性遗传模式。

Muir-Torre综合征发病率低，罹患Muir-Torre综合征相关皮肤病变（SC和角化棘皮瘤）者中，同时患有内脏恶性肿瘤者占5.8%。50%的Muir-Torre综合征患者罹患2种内脏肿瘤，10%罹患4种内脏肿瘤。皮肤肿瘤包括皮脂腺腺瘤、SC和/或多发性角化棘皮瘤。皮脂腺腺瘤占68%，是Muir-Torre综合征最常见的皮肤肿瘤，多表现为生长缓慢的丘疹、斑块或结节，色粉红或发黄，常伴有中央增生和溃疡。SC多表现为眼睑的黄白色结节或弥漫性增厚。内脏恶性肿瘤包括消化道肿瘤、泌尿系统肿瘤和生殖系统肿瘤。消化道肿瘤以结直肠癌多见，生殖系统肿瘤包括子宫内膜癌、卵巢癌等。此外，累及小肠、胰腺、肝胆道、脑、乳房和肺亦有报道。

Mayo Muir-Torre综合征风险评分可作为临床筛查工具，以选择个体进行基因测试。患有SC的年轻患者（年龄<50岁）可考虑检测肿瘤组织错配修复蛋白。与临床基因检测相比，SC错配修复蛋白免疫组织化学检测对Muir-Torre综合征中度敏感，但无特异性。

综上所述，对60岁以上成年人，反复发作的"霰粒肿"、单侧眼睑、结膜及泪阜结节，慢性单侧睑缘炎超过半年，应及时考虑SC可能。若发病年龄小于50岁，应考虑到Muir-Torre综合征可能，详细询问家族史，完善消化道及泌尿生殖道等相关系统检查。

第二节　SC的检查

所有临床怀疑SC的患者，治疗前均应进行全面的临床评估。

1　眼科检查

检测裸眼及矫正视力、眼压、眼表、眼底照相、眼球活动度等。眼前节照相记录眼睑肿瘤位置、大小和侵袭范围，尤其是睑缘、结膜、泪阜和眼球表面是否受累。注意翻转眼睑记录肿瘤浸润情况。

2　影像学检查

眼部CT或/和MRI检查有助于判断肿瘤侵犯眼眶及邻近区域的范围。怀疑淋巴结转移的患者行区域淋巴结B超和增强CT检查，以进一步明确诊断。胸部CT检查排除肺转移，腹部B超检查主要用于对肝、胆、胰等重要器官的初步排查。必要时行PET-CT检查了解全身转移情况。

3 淋巴结活检

对复发性SC或临床上可触及局部淋巴结肿大，有条件的单位，可考虑在B超引导下对增大的淋巴结进行细针穿刺活检。但前哨淋巴结活检在SC中的作用尚有争议。

4 血液检查

血常规、肝功能、肾功能、乙肝和丙肝相关检查、凝血功能等。这些检查是了解患者术前一般状况、确定治疗方案所必需的内容。

第三节 SC病理检查

根据生长方式，SC分为小叶型、乳头型、粉刺样癌和混合型。①小叶型 SC最常见的组织学类型，肿瘤细胞排列成不规则小叶状或巢状，癌细胞呈基底细胞样特征。②乳头型 通常发生在结膜肿瘤中，肿瘤呈乳头样生长，有皮脂腺分化灶。③粉刺样癌大的小叶中心有坏死灶，形成假腺，细胞脂肪染色阳性。④ 混合型：上述类型的混合。

按肿瘤细胞的分化程度分为高分化、中分化和低分化3型。① 高分化型瘤细胞呈皮脂腺细胞分化，细胞大，呈多边形，胞浆丰富，淡染，因含脂滴呈泡沫状。②中分化型大多数瘤细胞核深染，核仁明显，胞浆丰富。③低分化型瘤细胞呈多形性，胞浆少，细胞核明显异形性，病理性核分裂象明显。

病理检查结果有助于指导患者的治疗并和预后相关，如肿瘤部位、大小、分化程度、浸润眼睑深度（睑板、睑缘、全层）、病理分型、周围神经浸润（PNI）、Pagetoid浸润等。临床应避免SC的诊断性活检。应在病理报告上注明病理分期。

HE染色是诊断的重要依据，免疫组化染色则广泛应用于鉴别诊断。SC肿瘤细胞上皮膜抗原（EMA）强阳性，角蛋白，Ber-EP4，环氧化酶2，过氧化物酶增殖物激活的受体γ和雄激素受体阳性，油红O染色证实油脂存在，有助于SC和基底细胞癌、鳞状细胞癌鉴别。MMR蛋白（MLH-1、MLH-2、MSH-6）染色，有助于诊断MTS。

第四节 SC分期分级

肿瘤分期是确定临床治疗方案和评估预后的重要依据，目前SC根据2017年美国AJCC第八版进行分期。

表1-2-1 眼睑恶性肿瘤AJCC第八版分期

T分期	
TX	原发肿瘤无法评估
T0	无原发肿瘤证据

Tis	原位癌，上皮内肿瘤
T1	肿瘤最大直径≤10mm
T1a	不侵犯睑缘及睑板
T1b	侵犯睑缘或睑板
T1c	侵犯眼睑全层
T2	10mm＜肿瘤最大直径≤20mm
T2a	不侵犯睑缘及睑板
T2b	侵犯睑缘或睑板
T2c	侵犯眼睑全层
T3	20mm＜肿瘤最大直径≤30mm
T3a	不侵犯睑缘及睑板
T3b	侵犯睑缘或睑板
T3c	侵犯眼睑全层
T4	侵犯眼附属器、眼眶或面部结构
T4a	侵犯眼周或眶内
T4b	侵犯骨壁、鼻窦、泪囊、鼻泪管、脑组织
N分期	
Nx	区域淋巴结无法评估
N0	区域淋巴结无转移证据
N1	单个同侧淋巴结转移，最大直径≤3cm
N1a	临床或影像发现单个同侧淋巴结转移
N1b	活检发现单个同侧淋巴结转移
N2	单个同侧淋巴结转移，最大直径＞3cm，或双侧/对侧淋巴结转移
N2a	临床和／或影像证据
N2b	活检发现证据
M分期	
M0	无远处转移
M1	有远处转移

表 1-2-2　AJCC 预后分期组合

分期	原发肿瘤（T）	区域淋巴结（N）	远处转移（M）
0	Tis	N0	M0
I A	T1	N0	M0
I B	T2a	N0	M0
II A	T2b-c，T3	N0	M0
II B	T4	N0	M0
III A	任意 T	N1	M0
III B	任意 T	N2	M0
IV	任意 T	任意 N	M1

第五节　SC 鉴别诊断

1　睑板腺囊肿

又称霰粒肿，是睑板腺特发性、无菌性、慢性肉芽肿性炎症，多见于青少年或中年人。常见于上睑，也可以上、下眼睑或双眼同时发生，可单发，也可同时发生或新旧交替出现。表现为眼睑皮下圆形肿块，与皮肤无粘连，大小不一。与肿块对应的睑结膜面，呈紫红色或灰红色的病灶。肿块可自行破溃排出胶冻样内容物，在睑结膜面形成肉芽肿或在皮下形成暗紫红色的肉芽组织。结节状 SC 在发病初期与睑板腺囊肿非常相似，临床对于年龄较大、反复发作的睑板腺囊肿患者应行病理检查排除 SC。

2 慢性睑缘炎

是睑缘表面、睫毛毛囊及其腺体组织的亚急性或慢性炎症，分为鳞屑性、溃疡性和眦部睑缘炎三种。主要症状是异物感、烧灼感、刺痛、瘙痒。鳞屑性睑缘炎特点是睑缘充血、睫毛和睑缘表面附着上皮鳞屑，形成黄色蜡样分泌物；溃疡性睑缘炎特点是睫毛根部散布小脓疱，有痂皮覆盖，睫毛常被干痂黏结成束。去除痂皮后露出睫毛根端和浅小溃疡。睫毛容易随痂皮脱落，因毛囊被破坏形成秃睫；眦部睑缘炎特点是睑缘及皮肤充血、肿胀，可有浸润糜烂。邻近结膜常伴有慢性炎症，充血、肥厚、有黏性分泌物。睑缘炎病程长，病情反复，迁延不愈，临床表现与弥漫性SC或伴有Pagetoid扩散的SC不易区分。临床高度怀疑SC的患者应行手术治疗，明确性质。

3 基底细胞癌

多见于中老年人，好发于下睑，其次为内眦、上睑、外眦。临床表现多样，可分为结节型、硬化型、色素型、浅表型、囊样型等。结节型基底细胞癌最多见，初起时表现为无蒂、圆顶状半透明病灶，逐渐增大后肿瘤中央部出现溃疡，其边缘潜行，形状如火山口，并逐渐向周围组织侵蚀，引起广泛破坏，和结节型SC不易区分。硬化型表现为灰白扁平病灶，边界不清，伴有脱睫，和睑缘炎、弥漫性SC或伴有Pagetoid扩散的SC难以鉴别。

4 鳞状细胞癌

包括侵袭性鳞癌和原位鳞癌。多见于60岁以上老年人，好发于睑缘皮肤黏膜移行处，下睑多见。临床表现为结节状或斑块状病灶，也可形成溃疡或呈菜花状。肿瘤生长较快，恶性度高，可侵犯皮下组织、睑板、眼球表面和眼眶，亦可转移至耳前、颌下等局部淋巴结甚至远处脏器。组织病理检查与SC鉴别要点是有无皮脂腺分化。

第三章

局限性 SC 的治疗

SC 治疗的主要目的是"保生命、保功能、保美观",即在完全切除的前提下尽可能保留功能和外观。所有治疗方案均应根据肿瘤 TNM 分期和病理分级分型进行个性化设计。总体策略是以手术为主,放化疗为辅,协同免疫治疗、靶向治疗的整合治疗。

随着眼肿瘤诊疗新技术、新方法的不断出现,SC 的规范诊疗内容也在不断更新。对 SC 开展特异性生物指标的筛选,有助于鉴定潜在药物靶点,老药新用,优化药物整合,提高进展期患者整合治疗疗效。在医疗资源允许的情况下,应积极参与开展前瞻性多中心的随机对照研究,整合多学科资源,依据患者疾病、地区、经济情况,建立中国特色的治疗指南,推动规范诊疗的普及面和深度,最终进入规范诊疗过程,使广大患者获益。

第一节 原发灶治疗

手术切除是 SC 的主要治疗方法,术式主要包括扩大切除术、冰冻切缘控制手术和Mohs显微外科手术。手术原则：术前必须查明眶内侵犯、局部转移和远处转移的情况。术中注意无接触完整切除肿瘤，防止医源性肿瘤播散。然后同期进行眼睑的修复重建。

1 手术治疗

1.1 扩大切除术

传统手术方法是对肿瘤行扩大切除，一般应包括5~6mm的正常皮肤边缘。具体到不同肿瘤时切除范围亦有区别，眼睑恶性肿瘤的侵袭性越强，手术切缘通常越大。但如此大范围切除必然会造成眼睑畸形，这种切缘在眼周是不切实际的。

扩大切除术的病理检测方法（面包片法和十字取样法）是抽样检测，容易漏查具有伪足的残余肿瘤。在过去15年，扩大切除术后局部复发率略有下降，为11%~36%。

1.2 冰冻切缘控制手术

冰冻切缘控制手术需眼科医师和病理科医师密切合作，先由眼科医师将疑似眼睑恶性肿瘤以及上，下，鼻，颞区和基底部软组织切除并标记，然后由病理学医师检查以确保切缘阴性。

手术步骤：①拍照或绘制带有定向标记的肿瘤二维图。该图用于确定标本方向以及指导术者切除残留

眼肿瘤

第三章 局限性SC的治疗

015

肿瘤。②记号笔标记肿瘤范围。③距离肿瘤边缘2mm切除，并水平切除肿瘤基底部。④根据缺损所在部位，分别切除上、下、鼻、颞侧和基底部2mm切缘组织。⑤病理医生冷冻标本并切片，HE染色后显微镜下检查并分析标本，并在绘制的地图上标记阳性肿瘤边缘（若有）。⑥切除阳性边缘，重复该过程，直至所有切缘阴性。⑦Ⅰ期修复组织缺损，重建眼睑功能与外观。

1.3 Mohs显微外科手术

19世纪40年代，美国医师Frederic E. Mohs开创了Mohs显微外科手术，是皮肤肿瘤治疗中的里程碑。通过切除肿瘤、定向标记、冰冻切片检测、继续定向切除残余肿瘤的方式，在完整切除肿瘤的前提下最大程度的保留了正常组织，为一期重建手术提供了优势。Mohs显微手术的适应证包括连续侵袭生长的皮肤恶性肿瘤、伴有神经周围浸润的肿瘤、边缘不清以及未切除干净的肿瘤。过去的几十年中，Mohs显微手术迅速发展，在眼科肿瘤中的适应证已从基底细胞癌和鳞状细胞癌扩展到SC等，被认为是切除眼睑非色素性恶性肿瘤的金标准。

Mohs显微手术最初使用活体氯化锌固定技术，但会引起患者不适，组织炎症且耗时长。后续改进的冰冻技术最先在眼睑肿瘤中应用，疼痛轻、速度快，且能保留更多正常组织。

手术步骤：①拍照或绘制带有定向标记的肿瘤二维图。该图用于确定标本方向以及指导术者切除残留的肿瘤。②记号笔标记肿瘤范围。③距离肿瘤边缘2mm切除，并水平切除肿瘤基底部。④四等分标本后用不同颜色的染料对组织边缘进行标记，冰冻标本并切片。HE染色后显微镜下检查并分析标本，并在绘制的地图上标记阳性肿瘤边缘。⑤切除阳性边缘，重复该过程，直至所有切缘阴性。⑥Ⅰ期修复组织缺损，重建眼睑功能与外观。

部分地区受条件限制不能开展Mohs法，尤其是SC具有多中心性、上皮内扩散和跳跃式发展的特点，使得确切的肿瘤边缘难以保障，冰冻切片的准确性低于石蜡切片，故Mohs法术后的局部复发率仍可达6.4%~11%。

1.4 结膜地图状活检

由于SC有Pagetoid扩散倾向，如果怀疑弥漫性浸润睑结膜和球结膜，建议行结膜地图样活检，有助于确定肿瘤的边缘和手术范围。Shields等推荐的结膜地图样活检包括4次睑缘活检和6次球结膜活检，如果角膜怀疑受累，再行4次角膜缘活检。

1.5 眶内容剜除术

如果肿瘤侵犯眼球、泪道、眼眶或鼻窦，需行眶内容剜除术。依据病变侵犯程度可分为部分、全眶和扩大眶内容物剜除术。①部分眶内容物剜除术：适用于较局限的病变，在保证病变彻底切除的情况下，适当保留眶内组织；②全眶内容物剜除术：沿眶缘一周切除皮肤、皮下组织，剥离骨膜，沿骨膜下，游离眶内容物后摘除。③扩大眶内容物剜除术：是指将眶内容物摘除后，再将肿瘤侵犯的骨壁、鼻窦等结构一起切除。

2 眼睑重建

眼睑重建的主要目的是建立功能性眼睑，保护眼球并尽力维持正常视力，次要目标是改善外观。

手术时应考虑到：①黏膜上皮衬在重建的眼睑内部以保护角膜。②支撑和维持眼睑正常形状。重建睑缘以保护眼球免受皮肤和睫毛的伤害。③足够的皮肤量维持正常闭眼。④足够的提肌功能使睁眼时暴露瞳孔。⑤双眼对称性最佳。⑥疤痕最小。

眼睑重建的修复方式取决于眼睑缺损的位置、层次、范围、深度、眼周组织的量和弹性等因素。临床上可用多种方法重建眼睑以恢复其形态和功能。手术时将眼睑分为前后两层来进行设计。前层由皮肤和轮匝肌组成，后层由结膜，睑板和提上睑肌组成。全层缺陷则需要同时重建前后层，至少有一个重建的层次保证血液供应。重建时应包括泪液引流系统。

前层缺损尽量用来自邻近部分的皮瓣修复，如滑行皮瓣、旋转皮瓣等。面积较大者可游离植皮，供区有耳后、锁骨上及腹股沟等处。缺损过大者亦可采用扩张器技术进行修复。后层缺损可应用 Hughes 瓣、Switch 瓣、Cutler-Beard 瓣、Tenzel 瓣滑行睑板或眼睑全层、睑缘等修复，也可游离睑板或硬腭修复。全层缺损可综合运用各种方法进行修复，如游离睑板+滑行肌瓣+游离植皮相结合。眶内容物剜除术后可采用游离植皮打包加压或股前外侧皮瓣修复。

在具体运用中，根据眼睑全层缺损的范围选择不同的修复方式。当水平缺损小于1/3时，可以直接关闭切口，伴或不伴眦切开术。当水平缺损小于1/2时，可以用半圆形瓣（Tenzel 瓣）。当水平缺损大于1/2，且垂直缺损为5~10mm时，可采用皮肤+睑板重建，垂直缺损为10~15mm时，皮瓣+睑板重建，垂直缺损大于15mm时，旋转皮瓣+睑板重建。

设计皮瓣时应考虑以下几方面：①在设计皮瓣时必须考虑到眼睑的活动，避免不当的张力引起眼睑变形。②确定皮肤区域具有足够的组织松弛度，适合用于制作皮瓣。③仔细评估松弛皮肤张力线和最大可延展线以设计切口，使伤口闭合张力最小从而疤痕最轻。在眼睛周围，这些线条在上下眼睑皮肤中呈水平

第三章 局限性SC的治疗

状，并沿面部表情线条移动。将眼睑的垂直手术张力转换为水平张力。④预见皮瓣转移后的疤痕和所有张力向量，是皮瓣选择和方向的决定因素。⑤皮瓣的血供。皮瓣的存活取决于两个因素：通过皮瓣底部供应的血液，以及皮瓣和受体之间新的血管生长。皮瓣转移后3~7天开始形成新生血管。在此之前，皮瓣由皮瓣底部提供的灌注压和植床本身提供养分。

眶内容物剜除后的整复：可采用游离皮瓣移植填补缺损区域为术后放疗提供有利条件；也可采取邻近组织修复，颞肌邻近眼眶，血供丰富，手术操作相对方便，移植皮瓣相对较易存活；赝复体可用于缺损大，手术难以修复，患者全身情况不佳不能承受皮瓣手术，或手术修复失败的病例。眼眶赝复体修复缺损，主要目的是恢复缺损区的形态，对患者精神上起到安慰作用。

第二节 区域性淋巴结清扫

根治性淋巴结清扫：B超提示腮腺或颈部淋巴结最大径>15mm，淋巴门结构欠清，结合颈部增强CT发现淋巴结环形强化，中央见液性暗区，以及PET-CT局部淋巴结糖代谢明显升高者，建议原发灶切除同时行颈淋巴结清扫及病理检查，条件欠佳的单位，也应于原发灶切除后尽量在短时间内安排患者至有条件单位行区域性淋巴结清除治疗。

第三节 术后辅助治疗

1 放射治疗

尽管 SC 对放疗不敏感，但术后放疗作为辅助治疗或姑息性治疗手段，也可起到控制肿瘤，降低复发的作用。

适应证包括：①各种原因不能手术或拒绝手术；②≥T3 期；③眶周神经周围侵犯；④淋巴结转移；⑤颈部淋巴结清扫术后辅助治疗。患有遗传易感皮肤肿瘤者为放疗禁忌证。

如作为术后辅助放疗，在有神经周围浸润者，每次放疗剂量为 2 Gy，总剂量为 50~60Gy。如放疗作为唯一手段，SC 可每次给予 2 Gy 的剂量，总剂量 56~70 Gy。

注意监测放疗的不良反应：慢性干眼症、结膜角化、睑缘炎、倒睫、暴露性角膜病变、白内障、视神经病变、视网膜病变，甚至永久性视力丧失、皮肤红斑、溃疡、皮肤萎缩、色素沉积，泪道阻塞、干眼等。

2 化学治疗

SC 对化疗不敏感，化疗仅作为辅助治疗或姑息治疗手段。

2.1 全身化疗

适应证：①化学减容：先接受化疗以降低肿瘤负荷，再行手术；②全身性疾病患者不能耐受手术者；③已有全身转移。已报道在转移性SC中取得较好疗效的药物有5-氟尿嘧啶、铂类、阿霉素和紫杉醇等。

2.2 局部化疗

局部丝裂霉素可用于局部结膜缘阳性，或Mohs显微外科手术后局部结膜复发，或结膜Pagetoid浸润的患者。0.04%丝裂霉素，每日4次，持续2周，停药两周，维持4~6个周期。丝裂霉素C毒副作用主要是角膜上皮毒性和溃疡。

3 免疫和靶向治疗

PD-1治疗在皮脂腺癌全身转移个案报道中取得良好效果。另外，SC存在Hedgehog通路异常激活、HER2的过度表达和PI3K信号通路激活。相关通路抑制剂，如Hedgehog抑制剂维莫德吉和mTOR抑制剂雷帕霉素（mTOR属于PI3K相关激酶家族），分别在进展期眼睑基底细胞癌和黑色素瘤体现出良好治疗效果，上述靶向药物在SC存在应用的可能性。

第四章

局部复发 SC 的治疗

局部复发治疗参见局限性 SC 治疗方法。

— 第五章 —————————

远处转移性SC的治疗

需多学科会诊整合诊疗。化疗（如铂类和蒽环类）、免疫治疗、靶向治疗（如PD-1抑制剂—纳武单抗）被报道用于转移性SC，但目前尚无标准治疗方案。

— 第六章 —

SC的多学科整合诊治（MDT to HIM）

第一节　MDT to HIM 设置

SC 的 MDT to HIM 团队包括眼科、皮肤科、神经外科、耳鼻喉科、化疗科、放射治疗科、诊断科室（病理科、影像科、超声科、核医学科等）、护理部、心理学专家、营养支持及社会工作者（临终关怀）等。

第二节　MDT人员组成及资质

1　医学领域成员（核心成员）

眼科外科医师2名、化疗科医师1名、放射诊断医师1名、组织病理学医师2名、其他专业医师若干名（根据 MDT 需要加入，如皮肤科、神经外科、耳鼻喉科等），所有参与 MDT to HIM 讨论的医师应具有副高级以上职称，有独立诊断和治疗能力，并有一定学识和学术水平。

2 相关领域成员（扩张成员）

临床护师1~2名和协调员1~2名。所有MDT to HIM参与人员应进行相应职能分配，包括牵头人、讨论专家和协调员等。

第七章

SC 随访

第一节　总体目标

SC 的治疗后随访非常重要，目的在于评估治疗效果、早期发现复发病灶、监测和处理治疗相关并发症、促进功能康复等（图1-7-1）。

第二节　随访节点

前3年每半年检查一次，第4年开始每年随访一次。

第三节　随访内容

1　眼科检查

每年定期行全面眼部检查，包括视力、眼表、眼压、视野、裂隙灯、B超、眼前节照相等。

2　影像检查

眼眶增强磁共振检查是否有复发及脑转移，区域淋巴结（耳前、耳后、颌下、颈部等）超声，胸部CT，腹盆部超声检查排除远处转移。如临床怀疑肿瘤复发，若患者经济条件允许时可考虑行PET-CT检查。

　　建议建立大数据系统，更有效地进行统计和随访，随访不局限于SC本身，还要随访患者的身心发育、社会适应状态等。建议建立转诊、会诊中心，有利于及早确诊，更好地节省医疗资源，减轻患者负担，方便随访，提高整个国家SC的诊治水平。

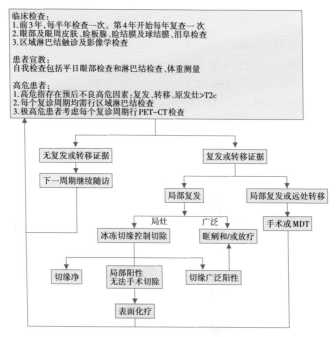

图1-7-1　眼皮脂腺癌随访流程图

参考文献

[1] 我国睑板腺癌临床诊疗专家共识（2017 年），中华医学会眼科学分会眼整形眼眶病学组

[2] Owen JL，Kibbi N，Worley B，et al. Sebaceous carcinoma：evidence-based clinical practice guidelines. Lancet Oncol. 2019 12；20（12），e700-3714.

[3] Friedman SJ，Butler DF. Syringoma presenting as milia. J Am Acad Dermatol，1987，16（2 Pt 1）：310-314.

[4] Ciarloni L，Frouin E，Bodin F，et al. Syringoma：A clinicopathological study of 244 cases. Ann Dermatol Venereol，2016，143（8-9）：521-528.

[5] Singh SK，Rai T. Familial Syringomas. Indian J Dermatol，2013，58（5）：412.

[6] Draznin M. Hereditary syningomas：A case report. Dermatol Online J，2004，10（2）：19.

[7] Brinkhuizen T，Weijzen CA，Eben J，et al. Immunohistochemical analysis of the mechanistic target of rapamycin and hypoxia signalling pathways in basal cell carcinoma and trichoepithelioma. PLoS One，2014，9（9）：e106427.

[8] Mohammadi AA，Seyed Jafari SM. Trichoepithelioma：a rare but crucial dermatologic issue . World J Plast Surg，2014，3（2）：142-145.

[9] Alessi SS，Sanches JA，Oliveira WR，et al. Treatment of cutaneous tumors with topical 5% imiquimod cream. Clinics（Sao Paulo），2009，64（10）：961-966.

[10] Dreyfus I，Onnis G，Tournier E，et al. Effect of Topical Rapamycin 1% on Multiple Trichoepitheliomas. Acta Derm Venereol，2019，99（4）：454-455.

[11] Segars K，Gopman JM，Elston JB，et al. Nevus Sebaceus of

Jadassohn. Eplasty, 2015, 15: ic38.

[12] Sun BK, Saggini A, Sarin KY, et al. Mosaic activating RAS mutations in nevus sebaceus and nevus sebaceus syndrome. The Journal of investigative dermatology, 2013, 133 (3): 824-827.

[13] BS Ankad, SL Beergouder, V Domble. Trichoscopy: The Best Auxiliary Tool in the Evaluation of Nevus Sebaceous. Int J Trichology, 2016, 8 (1): 5-10.

[14] Moody MN, Landau JM, Goldberg LH. Nevus sebaceous revisited. Pediatr Dermatol, 2012, 29 (1): 15-23.

[15] Wollensak G, Witschel H, Bohm N. Signet ring cell carcinoma of the eccrine sweat glands in the eyelid. Ophthalmology, 1996, 103 (11): 1788-1793.

[16] Morabito A, Benlaqua P, Vitale S, et al. Clinical management of a case of recurrent apocrine gland carcinoma of the scalp: efficacy of a chemotherapy schedule with methotrexate and bleomycin. Tumori, 2000, 86 (6): 472-474.

[17] He X, Yang Y, Yang Y, et al. Treatment of Sweat gland carcinoma with Topical Aminolevulinic Acid Photodynamic therapy: An effective treatment method to improve surgical outcomes. Photodiagnosis Photodyn Ther, 2017, 17: 233-235.

[18] Shalin SC, Sakharpe A, Lyle S, et al. P53 Staining Correlates with Tumor Type and Location in Sebaceous Neoplasms. Am J Dermatopathol, 2012, 34 (2): 129-135.

[19] Xu Y, Li F, Jia R, et al. Updates on the clinical diagnosis and management of ocular sebaceous carcinoma: a brief review of the literature. Onco Targets Ther, 2018, 11: 3713-3720.

[20] Leivo T, Sarmela J, Aaltonen ME, et al. Nordic treatment practices survey and consensus for treatment of eyelid sebaceous carcinoma. BMC Ophthalmol, 2020, 20 (1): 103.

[21] Lee SH, Jung YH, Yoo JY, et al. A Case Report of Recurrent Metastatic Sebaceous Carcinoma Which Showed Favorable Response Tt Non-Fluorouracil Based Chemotherapy. Am J Case Rep, 2018, 19: 1192-1196.

[22] Tumuluri K, Kourt G, Martin P. Mitomycin C in sebaceous gland carcinoma with pagetoid spread. Br J Ophthalmol, 2004, 88 (5): 718-719.

[23] Kass LG, Hornblass A. Sebaceous carcinoma of the ocular adnexa. Surv Ophthalmol.1989; 33: 477-490.

[24] Prieto-Granada C, Rodriguez-Waitkus P. Sebaceous carcinoma of the eyelid. Cancer Control. 2016; 23: 126-132.

[25] Font RL. Ophthalmic pathology. In: Spencer WH, ed. An Atlas and Textbook. Philadelphia: WB Saunders; 1996: 2278-2297.

[26] Jakobiec FATK. Sebaceous tumors of the ocular adnexa. In: Albert DMJF, ed. Principles and Practice of Ophthalmology, Clinical Practice. Philadelphia: WB Saunders; 2000: 3382-3405.

[27] Dasgupta T, Wilson LD, Yu JB. A retrospective review of 1349 cases of sebaceous carcinoma. Cancer. 2009; 115: 158-165.

[28] Shields JA, Demirci H, Marr BP, et al. Sebaceous carcinoma of the ocular region: a review. Surv Ophthalmol. 2005; 50: 103-122.

[29] Ni C, Searl SS, Kuo PK, et al. Sebaceous cell carcinomas of the ocular adnexa. Int Ophthalmol Clin. 1982; 22: 23-61.

[30] Shields JA, Saktanasate J, Lally SE, et al. Sebaceous carcinoma of the ocular region: the 2014 professor Winifred Mao lecture. Asia Pac J Ophthalmol (Phila) . 2015; 4: 221-227.

[31] Muqit MM, Foot B, Walters SJ, et al. Observational prospective cohort study of patients with newly-diagnosed ocular seba-

ceous carcinoma. Br J Ophthalmol. 2013；97：47-51.

[32] Barsegian A，Shinder R. Eyelid sebaceous gland carcinoma with extensive pagetoid spread. Ophthalmology. 2017；124：858.

[33] Zhou C，Shi Y，Chai P，et al. Contemporary update of overall prognosis and nomogram to predict individualized survival for Chinese patients with eyelid sebaceous carcinoma. EBioMedicine. 2018；36：221-228.

[34] Gauthier AS，Campolmi N，Tumahai P，et al. Sebaceous carcinoma of the eyelid and Muir-Torre syndrome. JAMA Ophthalmol. 2014；132：1025-1028.

[35] Cohen PR，Kohn SR，Kurzrock R. Association of sebaceous gland tumors and internal malignancy：the Muir-Torre syndrome. Am J Med. 1991；90：606-613.

[36] Cohen PR，Kohn SR，Davis DA，et al. Muir-Torre syndrome. Dermatol Clin. 1995；13：79-89.

[37] Kyllo RL，Brady KL，Hurst EA. Sebaceous carcinoma：review of the literature. Dermatol Surg. 2015；41：1-15.

[38] Hussain RM，Matthews JL，Dubovy SR，et al. UV-independent p53 mutations in sebaceous carcinoma of the eyelid. Ophthalmic Plast Reconstr Surg. 2014；30：392-395.

[39] Song X，Fan J，Jia R，et al. Identification and regulation pattern analysis of long noncoding RNAs in meibomian gland carcinoma. Epigenomics. 2018. Doi：10.2217/epi-2018-0182.

[40] Esmaeli B，Nasser QJ，Cruz H，et al. American Joint Committee on Cancer T category for eyelid sebaceous carcinoma correlates with nodal metastasis and survival. Ophthalmology. 2012；119：1078-1082.

[41] Kaliki S，Ayyar A，Dave TV，et al. Sebaceous gland carcinoma of the eyelid：clinicopathological features and outcome in Asian Indians. Eye（Lond）. 2015；29：958-963.

[42] Zhou C, Chai P, Xia W, et al. Intraepithelial growth pattern for eyelid sebaceous carcinoma: a cohort of 214 patients from a single institution. Br J Ophthalmol 2021, DOI: 10.1136/bjophthalmol-2021-319789.

[43] Rao NA, Hidayat AA, McLean IW, et al. Sebaceous carcinomas of the ocular adnexa: A clinicopathologic study of 104 cases, with five-year follow-up data. Hum Pathol. 1982; 13: 113-122.

[44] Muqit MM, Roberts F, Lee WR, et al. Improved survival rates in sebaceous carcinoma of the eyelid. Eye (Lond). 2004; 18: 49-53.

[45] Watanabe A, Sun MT, Pirbhai A, et al. Sebaceous carcinoma in Japanese patients: clinical presentation, staging and outcomes. Br J Ophthalmol. 2013; 97: 1459-1463.

[46] Mulay K, Aggarwal E, White VA. Periocular sebaceous gland carcinoma: a comprehensive review. Saudi J Ophthalmol. 2013; 27: 159-165.

[47] Kaliki S, Gupta A, Ali MH, et al. Prognosis of eyelid sebaceous gland carcinoma based on the tumor (T) category of the American Joint Committee on Cancer (AJCC) classification. Int Ophthalmol. 2016; 36: 681-690.

[48] Takahashi Y, Takahashi E, Nakakura S, et al. Risk factors for local recurrence or metastasis of eyelid sebaceous gland carcinoma after wide excision with paraffin section control. Am J Ophthalmol. 2016; 171: 67-74.

[49] Chao AN, Shields CL, Krema H, et al. Outcome of patients with periocular sebaceous gland carcinoma with and without conjunctival intraepithelial invasion. Ophthalmology. 2001; 108: 1877-1883.

[50] Xu X, Jia R, Zhou Y, et al. Investigation of vasculogenic mimicry in sebaceous carcinoma of the eyelid. Acta Ophthal-

mol. 2010; 88: e160-e164.

[51] Xu S, Yu H, Fu G, et al. Programmed death receptor Ligand 1 expression in eyelid sebaceous carcinoma: a consecutive case series of 41 patients. Acta Ophthalmol. 2018. Doi: 10.1111/aos.13833.

[52] Best M, De Chabon A, Park J, et al. Sebaceous carcinoma of glands of Zeis. N Y State J Med. 1970; 70: 433-435.

[53] Song A, Carter KD, Syed NA, et al. Sebaceous cell carcinoma of the ocular adnexa: clinical presentations, histopathology, and outcomes. Ophthalmic Plast Reconstr Surg. 2008; 24: 194-200.

[54] Doxanas MT, Green WR. Sebaceous gland carcinoma. Review of 40 cases. Arch Ophthalmol. 1984; 102: 245-249.

[55] Shields JA, Demirci H, Marr BP, et al. Sebaceous carcinoma of the eyelids: personal experience with 60 cases. Ophthalmology. 2004; 111: 2151-2157.

[56] Zhang L, Huang X, Zhu X, et al. Differential senescence capacities in meibomian gland carcinoma and basal cell carcinoma. Int J Cancer. 2016; 138: 1442-1452.

[57] While B, Salvi S, Currie Z, et al. Excision and delayed reconstruction with paraffin section histopathological analysis for periocular sebaceous carcinoma. Ophthal Plast Reconstr Surg. 2014; 30: 105-109.

[58] Esmaeli B, Dutton JJ, Graue GF, et al. Eyelid carcinoma. In: Edge SB GF, Byrd DR, et al, eds. Carcinoma of the Eyelid AJCC Cancer Staging Manual, 8th ed. New York: Springer; 2017: 779-785.

[59] Spencer JM, Nossa R, Tse DT, et al. Sebaceous carcinoma of the eyelid treated with Mohs micrographic surgery. J Am Acad Dermatol. 2001; 44: 1004-1009.

[60] Alam M, Ratner D. Cutaneous squamous-cell carcinoma. N

Engl J Med. 2001；344：975-983.

[61] Cook BE Jr, Bartley GB. Treatment options and future prospects for the management of eyelid malignancies：an evidence-based update. Ophthalmology. 2001；108：2088-2098；quiz 99-100, 121.

[62] Khan JA, Doane JF, Grove AS Jr. Sebaceous and meibomian carcinomas of the eyelid. Recognition, diagnosis, and management. Ophthalmic Plast Reconstr Surg. 1991；7：61-66.

[63] Margo CE, Grossniklaus HE. Intraepithelial sebaceous neoplasia without underlying invasive carcinoma. Surv Ophthalmol. 1995；39：293-301.

[64] Folberg R, Whitaker DC, Tse DT, et al. Recurrent and residual sebaceous carcinoma after Mohs' excision of the primary lesion. Am J Ophthalmol. 1987；103：817-823.

[65] Zhou C, Fan W, Chai P, et al. Mohs micrographic surgery for eyelid sebaceous carcinoma：a multicenter cohort of 360 patients. J Am Acad Dermatol. 2019. Doi：10.1016 / j. jaad.2018.12.053.

[66] Shields CL, Naseripour M, Shields JA, et al. Topical mitomycin-C for pagetoid invasion of the conjunctiva by eyelid sebaceous gland carcinoma. Ophthalmology. 2002；109：2129-2133.

[67] Kim JW, Abramson DH. Topical treatment options for conjunctival neoplasms. Clin Ophthalmol. 2008；2：503-515.

[68] Kaliki S, Ayyar A, Nair AG, et al. Neoadjuvant systemic chemotherapy in the management of extensive eyelid sebaceous gland carcinoma：a study of 10 cases. Ophthalmic Plast Reconstr Surg. 2016；32：35-39.

[69] Jung YH, Woo IS, Kim MY, et al. Palliative 5-fluorouracil and cisplatin chemotherapy in recurrent metastatic sebaceous carcinoma：case report and literature review. Asia Pac J Clin

Oncol. 2013; 12: 189-193.

[70] Slutsky JB, Jones EC. Periocular cutaneous malignancies: a review of the literature. Dermatol Surg. 2012; 38: 552-569.

[71] Belaid A, Nasr C, Benna M, et al. Radiation therapy for primary eyelid cancers in Tunisia. Asian Pac J Cancer Prev. 2016; 17: 3643-3646.

[72] Deo SV, Shukla NK, Singh M, et al. Locally advanced sebaceous cell carcinoma (T3) of eyelid: incidence and pattern of nodal metastases and combined modality management approach. Orbit. 2012; 31: 150-154.

[73] Connor M, Droll L, Ivan D, et al. Management of perineural invasion in sebaceous carcinoma of the eyelid. Ophthalmic Plast Reconstr Surg. 2011; 27: 356-359.

[74] Hsu A, Frank SJ, Ballo MT, et al. Postoperative adjuvant external-beam radiation therapy for cancers of the eyelid and conjunctiva. Ophthalmic Plast Reconstr Surg. 2008; 24: 444-449.

[75] Yen MT, Tse DT. Sebaceous cell carcinoma of the eyelid and the human immunodeficiency virus. Ophthalmic Plast Reconstr Surg. 2000; 16: 206-210.

[76] Shields JA, Shields CL, Demirci H, et al. Experience with eyelid-sparing orbital exenteration: the 2000 Tullos O. Coston Lecture. Ophthalmic Plast Reconstr Surg. 2001; 17: 355-361.

[77] Gerring RC, Ott CT, Curry JM, et al. Orbital exenteration for advanced periorbital non-melanoma skin cancer: prognostic factors and survival. Eye (Lond). 2017; 31: 379-388.

[78] Boniuk M, Zimmerman LE. Sebaceous carcinoma of the eyelid, eyebrow, caruncle, and orbit. Trans Am Acad Ophthalmol Otolaryngol. 1968; 72: 619-642.

[79] Zurcher M, Hintschich CR, Garner A, et al. Sebaceous carcinoma of the eyelid: a clinicopathological study. Br J Ophthal-

mol. 1998；82：1049−1055.

[80] Sa HS，Rubin ML，Xu S，et al. Prognostic factors for local re-currence，metastasis and survival for sebaceous carcinoma of the eyelid：observations in 100 patients. Br J Ophthalmol. 2018. Doi：10.1136/bjophthalmol−2018−312635.

[81] Cicinelli MV，Kaliki S. Ocular sebaceous gland carcinoma：an update of the literature. Int Ophthalmol. 2018. Doi：10.1007/s10792−018−0925−z.

[82] Gu X，Xie M，Luo Y，et al. Diffuse pattern，orbital invasion，perineural invasion and Ki−67 are associated with nodal metas-tasis in patients with eyelid sebaceous carcinoma. Br J Ophthal-mol. 2022；0：1−7. doi：10.1136 / bjophthalmol−2021−320547.

[83] 樊代明. 整合肿瘤学·临床卷[M]. 北京：科学出版社，2021.

[84] 樊代明. 整合肿瘤学·基础卷[M]. 西安：世界图书出版西安有限公司，2021.

第二篇 视网膜母细胞瘤

第一章

视网膜母细胞瘤病因和发病机制

视网膜母细胞瘤（Retinoblastoma，RB）是儿童最常见的原发性眼内恶性肿瘤，主要由 RB1 双等位基因失活所致。RB1 基因定位于染色体 13q 长臂 1 区 4 带，是人类分离、克隆的第一个抑癌基因。RB1 基因编码蛋白（retinoblastoma protein，pRB）含 928 个氨基酸残基，位于细胞核内，是重要的细胞周期调节因子，参与细胞的生长分化。pRB 磷酸化在 E2F 调控的细胞周期中起负调节作用，当 RB1 基因丧失功能或先天性缺失，pRB 表达异常，细胞周期过度激活，视网膜细胞异常增殖，促进 RB 形成。

除 RB1 基因突变，MYCN 拷贝数扩增也较为常见。RB 患者常合并大片段染色体结构变异，如染色体 1q32、2p24、6p22、13q 以及 16q22-24 异常，其中获得性 1q32 最常见。环境、感染等其他因素也与 RB 有关，如放射暴露、高龄双亲、母亲人类乳头状病毒感染、高龄双亲、体外受精等。

近年来研究发现，表观遗传调控也在RB发生中发挥重要作用。酪氨酸激酶（Spleen tyrosine kinase，SYK）启动子区缺失DNA甲基化修饰，可激活SYK表达，促进RB恶性增殖。RB患者中RB1基因上游常出现染色体构象因子CTCF结合区域突变，说明CTCF介导的染色体高级构象也参与RB1基因调控。RB中Chr12p13.32区域染色体异常激活，促进癌基因lnc-GAU1表达，进而促进肿瘤细胞的增殖和成瘤能力。多表观遗传药物，例如组蛋白去乙酰化酶抑制剂、H3K27组蛋白三甲基化抑制剂GSK126等，均可特异抑制RB细胞增殖，是临床治疗的潜在靶点。这些发现说明，RB发生过程复杂，需要遗传和表观遗传调控的协同参与。

— 第二章 ——————————

RB 检查和诊断

第一节　RB 临床表现

1　症状

瞳孔区发白（白瞳症）是 RB 最典型的症状，见于 60% 以上患者，症状出现时间取决于肿瘤位置和大小。当肿瘤累及黄斑，中心视力丧失，患者可出现知觉性斜视，见于约 20% 患者。较大年龄患者会主诉视力下降、眼前黑影等症状。当肿瘤未得到及时干预治疗，病情进展，出现青光眼、眼眶蜂窝织炎，患者表现为眼红、眼痛。三侧性 RB 患者可出现头痛、呕吐、发热、癫痫等表现。

2　体征

眼底检查是诊断 RB 的主要手段。提倡利用数字化广域眼底成像系统结合巩膜压迫检查，不仅可以提供清晰的眼底图片，有利于 RB 诊断和分期，也是评判疗效，判断预后的依据。RB主要有以下六种生长方式：①外生型，肿瘤由视网膜外核层向视网膜下间隙深层生长，进入视网膜神经上皮和色素上皮之间，可见散在或孤立的边界不清的白色病灶，常伴视网膜下积液或种植，导致视网膜脱离。早期视网膜脱离范围较局限，与肿瘤位置有关，随肿瘤增大，可形成完全性脱离，严重时视网膜可与晶体相接触。②内生型，肿瘤由视网膜内核层向内生长，突向玻璃体腔，呈扁平透明或淡白色，肿瘤表面视网膜血管扩张、出血。因肿瘤浸润内界膜和玻璃体，可出现玻璃体内种植，肿瘤基底部牵引性玻璃体后脱离，可出现玻璃体后种植。③混合型，兼具内生型和外生型RB特点，该型是晚期RB的特点，通常肿瘤突破RPE层和Bruch膜，与脉络膜浸润有关。④空腔型，肿瘤内假性囊肿样的灰色透明腔形成，常见于治疗减容后的瘤体。⑤弥漫浸润型，肿瘤细胞浸润视网膜，肿瘤向水平方向弥漫性生长，瘤体一般无钙化；该型很罕见，早期易漏诊，平均初诊年龄偏大（5.7岁），症状以视力下降、眼红和白内障多见。⑥弥漫性前部RB，是非常罕见的类型，表现为仅有前房肿瘤细胞浸润而无视网膜或玻璃体受累，也可以表现为锯齿缘附近病灶，常伴有玻璃体种植；这类患者初诊年龄偏晚，平均6.4岁。

3 转移

RB若未得到及时干预治疗，可发生眼外侵犯和远处转移，是RB的主要死因。最常受累的部位是中枢神经系统，肿瘤通过视神经或蛛网膜下腔直接蔓延，或通过血液传播至脑实质或脊椎旁，患者常因颅内压升高出现头痛、呕吐、视力模糊及局灶性神经系统体征。其次是骨转移，常表现为长骨疼痛或明显肿块，面部骨骼也可能会累及。

第二节 RB辅助检查

1 B超检查

可探及玻璃体腔内一个或数个强弱不等回声光团，与眼球壁相连，晚期肿瘤充满玻璃体腔，60%~80%患者伴有高反射声影，为钙化灶表现。少数肿瘤因生长过快，瘤体中央发生坏死液化，B超表现为低反射，光点强弱不等，分布不均，甚至有囊性区存在。对弥漫型肿瘤，超声显示视网膜表面不规则增厚，无钙化。若B超显示视神经增粗，眶内出现形态不规则低回声区，并与眼内光团相连接，提示肿瘤通过视神经途径突破眼球壁，向眶内侵犯。

2　CT检查

CT可全面了解肿瘤数目、大小、位置以及和视神经的关系。RB在CT上表现为眼球内高密度肿块，80%左右可有钙化斑。若肿瘤浸润视神经，可见视神经增粗。当肿瘤经巩膜向眶内蔓延，眼眶CT表现为眼球高密度不规则影并向眶内蔓延。

CT所见预后较差的高风险因素及评估要点：A.肿瘤突破巩膜累及眼球外：①眼球壁不连续；②眼球形态不规则；③眼球外可见软组织影与眼内肿块相连。B.肿瘤累及视神经：①肿瘤累及视乳头；②视神经增粗和（或）强化。C.肿瘤累及眼前节结构：肿瘤向前突入前房，部分包绕晶状体，晶状体移位。肿瘤累及颅内：①肿瘤沿视神经蔓延入颅；②鞍区或鞍旁可见软组织肿块。

3　MRI检查

RB在MRI上表现为眼球内异常软组织不均匀信号。T1WI呈低或中等信号，在T2WI图像上呈中等或高信号，增强后呈不均匀强化。瘤体钙化较多时，病灶内可见长T1、短T2信号。部分患者可伴视网膜脱离，呈弧线形或尖端连于视盘的"V"字形或新月形影，因富含蛋白质T1WI信号高于玻璃体。增强MRI

是目前评估 RB 是否向眼球外蔓延的最好方法，可清晰显示视神经及颅内受侵犯情况，并可早期显示视神经增粗、浸润，增强后显著强化。

MRI 所见预后较差的高风险因素及评估要点：①肿瘤侵犯眼前节结构：睫状体局限性增厚或结节状改变；晶状体受压移位或变形；虹膜局限性增厚或结节状改变；肿瘤突入前房。②肿瘤侵犯巩膜：眼球壁不光滑；巩膜低信号环局部中断，为肿瘤取代；肿物突入眼眶。③肿瘤侵犯脉络膜：脉络膜强化程度局限性减低；脉络膜局灶性增厚或呈结节状改变。④玻璃体种植：玻璃体内不规则病变周围可见小簇状结节，与玻璃体信号相比，T1WI 呈略高信号、T2WI 呈略低信号；增强后轻到中度强化。⑤肿瘤侵犯视神经：肿瘤与视乳头分界不清；视神经增粗并强化；视神经未增粗，但视神经局灶性强化的长度≥3 mm；视神经鞘增厚并强化。

4　超声生物显微镜检查

超声生物显微镜（ultrasonic biomicroscopy，UBM）检查适用于视网膜边缘或锯齿缘前 RB，尤其弥漫性前部 RB。UBM 可显示睫状体、悬韧带和前段玻璃体等结构，评估肿瘤生长位置，大小、数量以及是否向眼前节蔓延。

5 腰穿检查

RB可沿视神经侵犯至颅内导致脑脊液播散，建议对以下患者行腰穿检查，排除脑脊液播散：①CT、MRI等影像学检查提示不排除侵犯球外视神经或视神经内弥漫性生长的RB患儿；②明确眼外期、远处转移期患儿；③眼球摘除后病理提示至少具备2个危险因素。

6 骨穿检查

反复复发或晚期RB患儿，尤其是眼外期、远处转移期RB患儿应明确是否存在骨髓侵犯，建议行骨髓穿刺行细胞学检查。

7 病理检查

组织病理学检查仍是诊断RB的金标准，规范化的病理诊断十分重要。在取材时，要选取具有完整眼球壁组织的环状眼球组织，包括有视盘、筛板、筛板后视神经及全部眼球组织，同时应切取视神经手术切除断端进行切片制作。完整的病理诊断信息应包括肿瘤性质、分化程度、肿瘤累及的范围和大小、是否侵犯视盘、筛板及筛板后视神经；视神经切除断端及鞘间隙受累情况、是否侵犯脉络膜及侵犯范围和长度、巩膜导水管受累情况、视网膜色素上皮的连续性、前房受累情况、虹膜表面有无新生血管膜形成等。

根据肿瘤分化程度，光镜下 RB 分为未分化型与分化型。未分化型占绝大多数，肿瘤组织由大片紧密排列的核深染、胞浆稀少的小圆细胞构成，细胞异型性明显，染色质细腻，核仁不明显，核分裂象多见，肿瘤细胞常呈现围绕血管腔排列的生长方式，表现为假菊形团样，并可见团状、巢状结构。瘤体内血管虽较丰富，仍不能满足肿瘤快速生长的需要，因此，肿瘤组织中常出现大片坏死灶，伴有渗出或出血，可见不规则斑片状钙化灶。分化型 RB 的特征性形态学改变是在肿瘤组织中出现 F-W（Flexner-Wintersteiner Rosette）菊形团，由核位于周边、细胞浆伸向腔内方向排列整齐的数个及十余个肿瘤细胞围绕而成，中心有一小空腔，此外亦可见 H-W 菊形团（Homer-Wright Rosette）。肿瘤细胞可表达 NSE、SYN、S-100、GFAP、Neuron、CD56、MBP、Leu7 等，具有视网膜视感细胞分化的肿瘤细胞还可表达视网膜结合蛋白、锥体视蛋白、视网膜视杆蛋白、MLGAPC 等特异性标记物，此外，Ki-67 往往呈高表达。

以下情况视为病理学高危因素：①肿瘤侵犯穿过筛板，伴有或不伴有脉络膜侵犯；②肿瘤侵犯大范围脉络膜（范围直径≥3mm）；③肿瘤侵犯巩膜；④肿瘤侵犯眼前节（前房、角膜、虹膜、睫状体）；⑤肿瘤侵犯球后视神经，甚至累及视神经切除断端。

8 基因检查

RB患者中，遗传型占35%~45%，为常染色体显性遗传，以下人群建议行RB1基因突变检测，首选二代测序。①先证者：对于眼球摘除患者，采用肿瘤组织及外周血液进行基因检测。对于未行眼球摘除患者，采用外周血液进行基因检测，如果后期能够获得组织标本，应对肿瘤组织进行基因检测。②染色体13q14缺失的患者：如果医生在其他诊疗过程中发现有染色体13q14缺失的患者，应建议其行眼科检查和RB1基因检测。③已知家族中存在RB1基因突变：所有存在患病风险的家族成员均应进行基因检测及眼科检查。④无RB家族史或者无法确定家族中是否存在RB1基因突变：患者及父母行基因检测，患者采用外周血或者肿瘤组织进行检测，父母采用外周血检测。如果父母中发现RB1基因突变，应对其进行相关眼科检查并定期随访，还应对存在患病风险的家族成员进行基因检测及眼科检查。

第三节　RB分期

最初根据临床演变过程将RB分为眼内期、青光眼期、眼外期、全身转移期。1963年，Reese和Ellsworth根据肿瘤位置、数量、大小将RB分为五大组，十亚组，简称R-E分期。随着RB治疗模式逐渐从"保生命"到"保生命、保眼球、保视力"的转变，2005年Linn等、2006年Shields等先后提出了眼内期RB国际分期（international intraocular retinoblastoma classification，IIRC），分别称为洛杉矶儿童医院版和费城版（表2-2-1），这两版分期均将眼内期RB分为A-E共5期，主要区别是对E期的定义略微有差异，IIRC分期对眼内期RB化疗和局部治疗方法选择，以及判断预后有很大帮助。

表2-2-1　眼内期RB国际分期（IIRC）

	洛杉矶儿童医院版	费城版
A期	肿瘤最大直径≤3 mm； 肿瘤与黄斑距离>3mm与视乳头距离>1.5mm； 没有玻璃体或视网膜下的种植	肿瘤最大直径≤3 mm
B期	无玻璃体和网膜下播散病灶； 不包括A期大小和位置的肿瘤； 视网膜下积液与肿瘤边缘距离<5mm	肿瘤最大直径>3 mm，或与黄斑距离 ≤ 3mm； 与视乳头距离≤1.5mm； 视网膜下积液与肿瘤边缘距离≤3mm

	洛杉矶儿童医院版	费城版
C期	伴有局部视网膜下或玻璃体种植以及各种大小和位置的播散性肿瘤； 玻璃体和视网膜下种植肿瘤细小而局限； 各种大小和位置的视网膜内播散性肿瘤； 视网膜下液局限于1个象限内	肿瘤伴有： 视网膜下种植距离肿瘤≤3mm； 玻璃体腔种植距离肿瘤≤3mm； 视网膜下种植和玻璃体腔种植均距离肿瘤≤3mm
D期	出现弥散的玻璃体或视网膜下种植； 肿瘤眼内弥漫生长； 呈油脂状的广泛玻璃体种植； 视网膜下种植呈板块状； 视网膜脱离范围超过1个象限	肿瘤伴有： 视网膜下种植距离肿瘤>3mm； 玻璃体腔种植距离肿瘤>3mm； 视网膜下种植和玻璃体腔种植均距离肿瘤>3mm
E期	具有以下任何1种或多种特征： 不可逆转的新生血管性青光眼； 大量眼内出血； 无菌性眼眶蜂窝织炎； 肿瘤达到玻璃体前面； 肿瘤触及晶状体； 弥漫浸润型视网膜母细胞瘤； 眼球痨	肿瘤>50%眼球体积，或新生血管性青光眼； 前房、玻璃体或视网膜下出血导致屈光间质混浊； 肿瘤侵犯筛板后视神经、脉络膜（>2mm范围）、巩膜、前房

2017年美国AJCC颁布第8版RB的TNMH分期，不仅包含了RB眼内、眼外和病理表现，还首次将遗传特征纳入分期（表2-2-2）。

表 2-2-2　RB TNMH 分期（第 8 版）

临床定义（cTNM）		
分类	亚类	肿瘤表现
cTX		肿瘤无法评估
cT0		无肿瘤存在证据
cT1		视网膜内肿瘤，视网膜下液距离瘤体基底部≤5mm
	cT1a	肿瘤直径≤3mm且距离黄斑、视乳头>1.5mm
	cT1b	肿瘤直径>3mm或距离黄斑、视乳头<1.5mm
cT2		眼内肿瘤伴视网膜脱离，玻璃体种植或视网膜下种植
	cT2a	视网膜下液距离瘤体基底部>5mm
	cT2b	肿瘤伴玻璃体种植或视网膜下种植
cT3		眼内进展期肿瘤
	cT3a	眼球萎缩
	cT3b	肿瘤侵犯睫状体平坦部，睫状体，晶状体，悬韧带，虹膜或前房
	cT3c	眼压升高伴虹膜新生血管和/或牛眼
	cT3d	前房出血和/或大量玻璃体出血
	cT3e	无菌性眼眶蜂窝织炎
cT4		眼外肿瘤侵犯眼眶，包括视神经
	cT4a	影像学证据显示球后视神经受累，或视神经增粗，或眶内组织受累
	cT4b	临床检查发现明显眼球突出和/或眶内肿块
cNx		区域淋巴结情况无法评估
cN0		未发现淋巴结转移
cN1		局部淋巴结（耳前，颌下和颈部）受累
cM0		无颅内或远处转移的症状
cM1		远处转移但没有显微镜检查结果确认
	cM1a	基于临床或影像学检查，肿瘤转移至远处（骨髓、肝脏等）
	cM1b	影像学检查，肿瘤转移至中枢神经系统，但不包括三侧性RB

临床定义（cTNM）		
分类	亚类	肿瘤表现
pM1		有组织病理学证据的远处转移
	pM1a	组织病理学证实肿瘤转移至远处（骨髓、肝脏或其他）
	pM1b	组织病理学证实肿瘤转移至脑脊液或中枢神经
H		遗传特征
HX		RB1基因突变情况未知或证据不足
H0		血液监测等位RB1基因正常
H1		双眼视网膜母细胞瘤，三侧性视网膜母细胞瘤，视网膜母细胞瘤阳性家族史，RB1基因突变
病理定义（pTNM）		
pTX		肿瘤无法评估
pT0		无肿瘤存在证据
pT1		眼内肿瘤无任何局部浸润或局灶性脉络膜浸润或视神经筛板前、筛板受累
pT2		眼内肿瘤伴局部浸润
	pT2a	局灶性脉络膜浸润或视神经筛板前、筛板受累
	pT2b	肿瘤侵犯虹膜基质和/或小梁网和/或Schlemm's管
pT3		眼内肿瘤伴明显局部浸润
	pT3a	脉络膜大范围浸润（最大直径>3mm，或多灶性脉络膜受累总计直径>3mm或任何范围全层脉络膜受累）
	pT3b	视神经筛板后侵犯，但不累及视神经断端
	pT3c	巩膜内2/3侵犯
	pT3d	涉及到巩膜外1/3的全层浸润和/或侵犯集液管
pT4		眼外肿瘤的证据：视神经断端肿瘤阳性；肿瘤侵犯视神经周围脑膜间隙；巩膜全层浸润，邻近脂肪组织、眼外肌、骨骼、结膜或眼睑受累

在 RB 治疗过程中，复发是临床难题之一。复发肿瘤不仅可累及视网膜或葡萄膜，也可以是独立的播散病灶。2019 年 Munier FL 提出复发性 RB 分期，为复发肿瘤建立治疗方案、理解疗效、评估预后提供了依据（表 2-2-3）。

表 2-2-3　RB 复发分期（RSU-分期）

分类	亚类	肿瘤表现
RXc		由于屈光间质混浊，无法评估是否有视网膜复发
R0		无视网膜复发
R1		视网膜内复发
	R1a	局灶性（可用于局部治疗，包括近距离放疗）视网膜复发，距离中心凹 > 3mm 和视乳头 > 1.5mm
	R1b	弥漫性视网膜复发（任何非局灶性视网膜复发）或任何视网膜复发邻近中心凹≤3 mm 或视乳头≤1.5mm
SX		由于屈光间质混浊，无法评估是否有播种
S0		无播散性复发
S1		视网膜下播散复发
	S1x	由于屈光间质混浊，无法评估视网膜下播散
		局灶性视网膜下播散≤1 象限，至少距离中心凹 > 3mm 和视乳头 > 1.5mm
	S1a	局灶性视网膜下播散≤1 象限，至少距离中心凹 > 3mm 和视乳头 > 1.5mm
	S1b	弥漫性视网膜下播散 > 1 象限或任何视网膜下播散，邻近中心凹≤3 mm 和/或视乳头≤1.5mm
S2		玻璃体内播散复发
	S2x	由于屈光间质混浊，无法评估玻璃体内播散

分类	亚类	肿瘤表现
	S2a	局灶性玻璃体和/或玻璃体后播散，距离视网膜肿瘤≤3mm
	S2b	弥漫性玻璃体和/或玻璃体后播散，（任何非局灶性玻璃体和/或玻璃体后播散）
S3		房水播散复发
UX		由于屈光间质混浊且无 UBM/MRI 检查，无法评估葡萄膜复发
U0		无葡萄膜复发
U1		脉络膜复发
	U1a	局灶性脉络膜复发（最大直径<3mm）
	U1b	大范围脉络膜复发（最大直径>3mm）
U2（x）		睫状体内复发（x =受累的范围钟点数）
U3		虹膜复发

R（Retina），表示肿瘤累及视网膜情况；S（Seeding）表示肿瘤视网膜外种植情况；U（Uveal involvement）表示肿瘤侵犯葡萄膜情况

第四节　RB 鉴别诊断

常见需要鉴别的疾病包括：Coats 病、早产儿视网膜病变、永存原始玻璃体增生症和眼内炎等。

1　外层渗出性视网膜病变（Coats 病）

多发生在男性儿童，常 10 岁前发病，一般为单眼受累。Coats 病病程缓慢，呈进行性，早期不易察觉，

直到视力显著减退，出现白瞳症或知觉性斜视时才被注意。Coats病以视网膜血管异常扩张和视网膜内外层渗出为特征：血管扩张多见于网膜周边，呈梭形或球形扩张，扭结状或花圈状卷曲；视网膜下大量白色或黄白色渗出，表面有成簇的胆固醇结晶和色素沉着。晚期可出现玻璃体机化增殖并发广泛视网膜脱离。

2　永存原始玻璃体增生症（persistent hyperplastic primary vitreous，PHPV）

是一种先天眼部异常，为胚胎期原始玻璃体未能正常消退所致。常为单眼、足月产儿，因晶状体后方增殖形成纤维血管团块表现为白瞳症，患者常同时伴有小眼球、小角膜、浅前房、小晶状体。眼部B超检查可见特征性改变：与晶状体后部相连的锥形光团呈漏斗状，尖端与视乳头衔接。彩色多普勒可探及玻璃体腔内条索状回声，并伴血流信号。

3　早产儿视网膜病变（retinopathy of prematurity，ROP）

为未发育成熟的视网膜血管系统在缺氧等因素刺激下出现反应性增殖病变，导致视网膜脱离、纤维化。危险因素主要包括早产、低出生体重、吸氧尤其孕期小于32周的早产儿和出生体重小于1500克的低体重儿，多为双眼发病。

4 家族性渗出性视网膜病变（familial exudative vitreoretinopathy，FEVER）

以周边视网膜血管发育异常或不发育为特征的遗传性视网膜血管疾病，常同时侵犯双眼，眼底改变与早产儿视网膜病变酷似，但本病发生于足月顺产新生儿，无吸氧史，且多数有常染色体显性遗传的家族史。FEVR临床表现多样，同一家系不同成员症状也不尽相同，严重受累者于婴儿期就表现出重度视力障碍，伴眼球震颤、小眼球、白内障等症状，而轻症患者可仅有轻度视力障碍，或完全无症状，仅眼底检查时发现周边视网膜有典型病变。

5 眼内炎

由病原微生物感染累及玻璃体、睫状体、视网膜及脉络膜所致，分外源性眼内炎和内源性眼内炎，儿童感染性眼内炎主要见于外伤。常因患儿表达能力差，发现不及时，导致严重后果。当患者玻璃体脓肿在瞳孔中呈现黄色反射，易和RB混淆，患者常出现眼红、眼痛、严重眼部刺激症状和眼睑水肿痉挛等。外伤史，分泌物和眼内液病原菌检查可鉴别诊断。

—— 第三章 ——————————

RB 治疗

RB治疗首要目标是保生命，在保证生命安全前提下，最大限度保存眼球和有用视力。治疗需多学科整合诊治（MDT to HIM）参与，包括眼科、儿科、介入科、放疗科、放射科、病理科，以及心理、康复等科。RB治疗方法包括化疗（经静脉化疗、经动脉化疗）、局部治疗（激光治疗、冷冻治疗、玻璃体注射化疗、经瞳孔热疗、前房注射化疗、眼周注射化疗和巩膜敷贴放疗）、放疗和手术治疗（经玻璃体肿瘤切除、眼球摘除、眼眶内容剜除）。

第一节　眼内期RB治疗

1　经静脉化疗（Intra-venous chemotherapy，IVC）

适于B期、C期、D期、E期患者减容化疗或眼球摘除术后辅助化疗。目前国际上最常用的是卡铂（Carboplatin）、依托泊苷（Etoposide）和长春新碱

（Vincristine）三联整合用药，称为CEV方案。具体剂量：卡铂560mg/m²静脉滴注，小于36个月龄病人，药量为每公斤体重18.6毫克，静脉滴注时间超过60分钟，每个化疗周期首日使用；依托泊苷150mg/m²静脉滴注，小于36个月龄病人，药量为每公斤体重5毫克，静脉滴注时间60分钟，每个化疗周期首日和次日使用；长春新碱1.5 mg/m²，小于36个月龄病人，药量为每公斤体重0.05毫克，最大剂量不超过2毫克，静脉滴注时间超过15分钟，每个化疗周期首日使用。每4周一个化疗周期，一般6个疗程。

2 经动脉介入化疗（Intra-arterial chemotherapy，IAC）

主要用于单眼进展期RB。双眼患者或单眼非进展期，提倡首先给予经静脉化疗。常用技术路径包括眼动脉超选择插管、颈内动脉球囊扩张和颈外动脉旁路插管等。药物主要包括美法仑、卡铂和拓扑替康，根据具体情况选择2~3种药物整合使用。美法仑每疗程用量≤0.5 mg/kg，单眼最大剂量不超过7.5 mg；卡铂每疗程用量20~60 mg；拓扑替康每疗程用量0.5~1.5 mg。对原发肿瘤，化疗周期常为2~4个周期，每周期间隔3~4周。

3 局部治疗

除 A 期和极少数 B 期患者，局部治疗作为单一治疗方法很难完全控制肿瘤，常作为化疗的辅助或补充治疗。

3.1 激光治疗

适用于后极部、赤道部直径或厚度<3mm 的小肿瘤；视网膜表面、视网膜下或脉络膜种植；大肿瘤化疗后体积缩小的病灶。

治疗前充分散大瞳孔，通过头戴式间接眼底镜经瞳孔沿瘤周做 2~3 排激光，以三级光斑为宜，形成完整包围，切断肿瘤供养血管；或直接光凝肿瘤病灶，光斑反应为强白色的四级光斑为宜，2~4 周后视光斑状态可重复激光治疗。红外激光和远红外激光因穿透性更强、受肿瘤色素影响较少，应用更广泛。激光烧灼肿瘤组织出现的光斑会阻碍激光对深层组织的穿透，因此治疗中激光能量开始不宜设置过高，避免即刻产生光斑。建议采用热疗模式，通过持续照射缓慢加热肿瘤组织，逐渐产生灰白色光斑反应，以达到更佳治疗效果。

3.2 冷冻治疗

适用于赤道部以前、周边视网膜尤其是锯齿缘附近直径或厚度<3mm 的小肿瘤，对赤道后部、后极部

肿瘤，可剪开球结膜将冷冻探头置于Tenon囊下间隙进行操作。

全麻下在双目间接检眼镜直视下或使用眼底照相机探头直接定位，用冷冻头把瘤体顶起开始冷冻，待冰球将肿瘤完全包裹后开始计时，至少持续30秒到1分钟，然后停止冷冻，迅速用生理盐水或灭菌用水滴在冷冻探头周围，使冰晶快速融化，完全解冻后如此反复冻融3次。2~4周后可重复治疗。

3.3 经瞳孔热疗（transpupillary thermothera - py，TTT）

适于肿瘤直径或厚度<3mm的小肿瘤；化疗后体积缩小的大肿瘤；位于后极部、赤道部的肿瘤；视网膜表面、视网膜下、脉络膜种植灶，该治疗对视力影响小，尤其适合黄斑部和视盘处的肿瘤。

常采用波长810 nm的半导体红外线激光，采用低强度，大光斑（2~3mm），长时间照射（5~30min）模式，根据肿瘤大小需调整治疗能量和时间，将肿瘤加热至灰白或表面微出血。治疗间隔时间为2~4周。

3.4 玻璃体腔注射化疗

适用于伴玻璃体腔种植而眼内原发病灶稳定的患者。

广泛玻璃体种植是RB的高危因素，预后差。由于玻璃体缺乏血管，药物能达到玻璃体的有效药物浓度低，药物生物利用度低。将药物直接注射至玻璃体腔，可有效提高药物浓度，增强疗效。

治疗前应排除玻璃体出血、炎症等非种植引起的玻璃体混浊，行UBM检查确定进针位置无实体肿瘤占位、视网膜脱离等。显微镜下或双目间接检眼镜下使用30G针在距离角膜缘2.0~3.5mm（不同年龄距离不同）进针，镜下见到针头位于玻璃体中心且不要接触实体肿瘤、玻璃体种植灶或脱离的视网膜，推注美法仑20~30ug；推药结束拔针前，用冷冻头在进针部位连续冻融3次，逐渐撤出穿刺针；用两把镊子轻轻向各个方向摇晃眼球，使药物在玻璃体腔分布均匀；涂抗生素眼膏，包眼。

3.5 前房注射化疗

前房种植在IIRC分期中属于E期，是高危因素之一。前房内难以达到有效药物浓度，前房中的瘤细胞在低氧环境下对放射不敏感，因此前房种植的治疗非常困难。近年来有学者尝试用前房注射化疗治疗前房种植并取得较好效果。

首先确定是RB引起的前房种植，而非其他原因如炎症、虹膜脱色素、其他类型肿瘤（虹膜囊肿、髓上皮瘤等），并经过其他保守治疗无效，才给予前房注射化疗。显微镜下使用30G针于透明角膜缘进针，在前房及虹膜根部推注美法仑3~15ug；拔针前用冷冻头在进针部位连续冻融3次，涂抗生素眼膏包眼。

3.6　眼周注射化疗

眼周注射化疗包括结膜下、筋膜下及球后注射化疗，主要是作为全身静脉化疗的辅助治疗，有时用来治疗肿瘤局部复发或肿瘤种植。主要适于双眼患者尤其是D、E期晚期患者；局部肿瘤复发或种植者。标记进针位置，消毒后使用27G针头将配制好的卡铂（14~20mg）或者拓扑替康（0.09~0.27 mg/kg）注入，拔出针头后，立即用棉棒压迫进针部位。

3.7　巩膜敷贴放疗

主要用于其他治疗方法保眼失败、残余有活性肿瘤或反复复发肿瘤。也可用于无玻璃体种植或局限玻璃体种植，并且种植距离肿瘤<2mm；距视盘或中央凹>3 mm的肿瘤。

计算好放射剂量，剪开球结膜，定位并标记肿瘤位置，预置板层巩膜缝线，植入带有放射活性的敷贴器，缝于巩膜表面，缝合结膜，1周左右取出敷贴器。

4　手术治疗

4.1　经玻璃体肿瘤切除术

适于其他保眼治疗无效，且具有保眼治疗适应证的患者，尤其是患眼为独眼。该手术方法要严格把握适应证，术中建议灌注美法伦，维持玻璃体腔有效药

眼肿瘤

第三章　RB治疗

物浓度，术中尽量减少器械交换。术毕通道口结膜下注射美法伦，术后给予全身静脉化疗，降低局部蔓延或全身转移风险。

4.2 眼球摘除术

4.2.1 适应证

（1）存在临床高危因素的眼内肿瘤，如青光眼、眶蜂窝组织炎、眼内大量积血等，保留眼球增加播散转移风险。

（2）眼部增强 MRI 检查显示肿瘤很可能侵犯视神经、脉络膜、巩膜。

（3）眼内复发性肿瘤，其他保守治疗方法无效。

（4）屈光间质混浊无法进行眼底检查，经评估后转移风险较大。

4.2.2 手术注意事项

（1）剪断的视神经长度最好在 15 mm 以上，最短不少于 10 mm。

（2）Ⅰ期还是Ⅱ期植入眼座尚未达成共识。

（3）术后根据病理检查，如有病理高危因素，要行静脉化疗或联合放疗的整合治疗。

第二节　眼外期 RB 治疗

若肿瘤突破巩膜壁向眼外生长或肿瘤突破筛板侵犯视神经等，则为眼外期 RB。关于眼外期 RB 的治疗，目前国际上尚无统一方案，常需手术（眼眶内容部分或全部剜除术）、化疗（经静脉化疗、眶内注射化疗）和放疗（外放疗）相结合的整合治疗。

1 眼眶内容摘除术

适应证：肿瘤累及视神经眶内段、突破眼球浸润至眼眶周围组织。手术步骤如下。

（1）皮肤切开：如果肿瘤未侵犯眼睑，保留眼睑皮肤，自上睑睫毛上2mm和下睑睫毛下2mm切开眼睑皮肤。如果肿瘤累及到眼睑，则切除眼睑皮肤。沿眼轮匝肌后面向四周分离到眶缘位置，暴露骨膜，分离至眶尖。分离内侧时，注意勿使筛骨纸板破裂。

（2）眼眶内容摘除：眼眶内容充分游离后，沿骨壁伸入剪刀，剪断眶尖软组织，将眶内容摘除。

（3）将残留眶内软组织清理干净，上、下眼睑皮肤对端缝合，必要时游离植皮。

术后根据组织病理学检查，确定是否进行化疗或放疗。

2 鞘内注射化疗

对于影像学或病理提示有视神经侵犯、视神经断端浸润、脑脊液播散等中枢神经系统侵犯的患者可行鞘内注射化疗。化疗用药主要是甲氨蝶呤，阿糖胞苷和地塞米松。鞘内注射化疗为每个化疗周期首日（第1日），病理累及球后视神经患者，应连续治疗6~9次；病理侵及视神经断端、眼外期、中枢神经系统侵犯患者，一般不低于12次，药物具体用法用量见表2-3-1。

表2-3-1　RB鞘内注射化疗方案

年龄	甲氨蝶呤	阿糖胞苷	地塞米松
<12个月	5mg	12mg	2mg
12-24个月	7.5mg	15mg	2mg
2-3岁	10mg	25mg	5mg
≥3岁	12.5mg	35mg	5mg

3　放疗

RB对放疗敏感，但外放疗对于外观影响大，可能会诱发第二肿瘤，尤其是对于1岁以内接受放疗的患儿更为危险，因此放疗目前已不作为一线治疗方式。目前仅作为辅助或补充治疗，用于其他方法无效或肿瘤浸润至眼眶的患者。剂量常采用常规分割模式，总剂量水平在40~45Gy，同时应参考不同年龄患儿正常组织的耐受剂量。

第三节　转移期RB治疗

如只是淋巴结转移，可在治疗原发肿瘤的同时行淋巴结清扫手术，并辅以化疗和放疗（外放疗）。如经血液途径远处转移，则需行高剂量化疗和自体外周血造血干细胞移植治疗。

1 高剂量化疗

主要采用 CEV、CE 方案，剂量采用高剂量组。如果肿瘤缓解较慢，也可采用 CTV、CV、CVD/CVP 等方案。总疗程一般为48~52周。

1.1 CTV方案

卡铂、替尼泊苷和长春新碱三联整合用药，具体剂量：卡铂一日 18.6mg/kg 或 560mg/m² （<10kg），600~700mg/ m² （≥10kg），第 1 日 （≥10kg 可分 2~3 天给药），静脉滴注；替尼泊苷一日 3~9mg/kg （<10kg 按 3mg/kg，>10kg 按 9mg/kg） 或 230mg/ m² （≥10kg），第 1~2 日 （>10kg 患儿可分 2~3 天给药），静脉滴注；长春新碱 0.05mg/kg （<10kg） 或 1.5mg/ m² （≥10kg，最大剂量 2mg），第 2 日静脉推注或滴注。

1.2 CV方案

环磷酰胺、长春新碱二联整合用药，具体剂量：环磷酰胺 65mg/kg，第 1~2 日静脉滴注 （<10kg 患儿可将总量分为 4 天静脉滴注），美司钠解救，60mg/kg （于环磷酰胺应用 0、4h、8h 分 3 次小壶滴注）；长春新碱 0.05mg/kg （<10kg） 或 1.5mg/m² （≥10kg，最大剂

量2mg）第1日静脉推注或滴注。可与CTV交替应用。

1.3 CVD/CVP方案

环磷酰胺、长春新碱和蒽环类药物三联整合用药，具体剂量：环磷酰胺65mg/kg（<10kg）或1.5g/m²（≥10kg），第1日静脉滴注，美司钠解救，60mg/kg（于环磷酰胺应用0、4h、8h分3次小壶滴注），为降低毒副反应可将环磷酰胺分2~4天应用（美司钠解救剂量为每日每次360~420mg/m²，于环磷酰胺0、4h、8h入小壶滴注）。长春新碱0.05mg/kg（<10kg）或1.5mg/m²（≥10kg，最大剂量2mg）第1日静脉推注或滴注。蒽环类药物：①多柔比星一日30mg/m²（≥10kg）或1.2mg/m²（<10kg），静脉滴注30分钟，第1日；②吡柔比星一日25mg/m²（≥10kg）或1.0mg/m²（<10kg），静脉滴注30分钟，第1日。用于高危组、复发RB患儿，每3周一个周期，与高剂量VEC方案交替应用。

2 自体外周血造血干细胞移植治疗

如果骨髓在基线检查时未受累，可在任何一个诱导化疗后进行采集。若有骨髓转移，应在骨髓微小残留转阴2个化疗疗程后进行。自体外周血造血干细胞移植预处理用药，主要方案如下。①CEC方案：卡铂每日250mg/m²，第-8至-4日，静脉滴注；依托泊苷每日350mg/m²，第-8至-4日，静脉滴注；环磷酰胺每日 1.6g/m^2，第−7 至−6 日，静脉滴注。前期常规化疗中应用卡铂、足叶乙甙时效果不佳可应用以下预处理方案。②CTM 方案：卡铂每日 250mg/m^2，第−6 至−4 日，静脉滴注；塞替哌每日 200mg/m^2，第−6 至−4 日，静脉滴注；马法兰每日 160mg/m^2，第−3 日，静脉滴注。③BM 方案：白消安，每日 3.2mg/m^2，第−6 至−3 日，静脉滴注或口服；马法兰每日 120mg/m^2，第−3 日，静脉滴注。停化学治疗 24 小时后应用粒细胞集落刺激因子，每日 5ug/kg，皮下注射或静脉滴注至中性粒细胞≥1.5×10^9/L。

— 第四章 ——————————————

随访

（1）保眼治疗的患者，3~4周复查1次，根据需要进行相应治疗，直至肿瘤退化为相对稳定状态（完全消退、完全钙化或部分钙化、瘢痕化）。稳定后建议第1年1~3个月复查1次，第2年建议3~6个月复查1次，3年以上6~12个月复查1次。若肿瘤复发或出现新肿瘤，应及时治疗，复查间隔应缩短至3~4周。期间要注意随诊全身情况，特别是颅脑、骨骼、软组织、皮肤、血液等器官有无第二肿瘤或三侧肿瘤出现。

（2）眼球摘除患者，根据有无高危因素确定复查间隔。有高危因素者按后续所需的治疗时间复查。无高危因素者，第一年间隔3个月复诊1次，第二年后6~12个月复查一次。眼摘的患儿因视野缺损，应加强对健眼或未摘除眼的保护，避免外伤。

（3）随访有RB家族史患者的兄弟姐妹和近亲。对患者后代也应随访。对散发患者家庭，有条件也按上述要求随访。

（4）建立大数据系统，更有效地进行统计和随访，随访不局限于眼睛，还要随访患者的身心发育、社会适应状态等。

（5）建立转诊、会诊中心，有利于及早确诊，更好地节省医疗资源，减轻患者负担，方便随访，提高我国整体RB诊治水平。

— 第五章 ——————————————

早期筛查、早期诊断和科普宣传

对有家族史的患者，产前可通过基因检测、B超、羊水穿刺（16周到24周之间）及早筛查。如可在产前确诊（最早在孕33周即可通过产科B超检查发现大的眼内肿瘤），可在孕36周提前生产并行肿瘤检查和治疗。如生后检查未发现肿瘤，也应定期随访，建议1岁以内2~3个月复查一次，之后可逐渐延长复查间隔时间，直到7~8岁。对无家族史患者，也应进行新生儿筛查眼底，及早发现眼内肿瘤和其他眼底疾病。另外，患儿的兄弟姐妹应尽早行眼底筛查。建议所有患者均行基因检测，尤其是患儿家长再次生育或患者生育前，并接受基因咨询。

早期筛查和早诊方法：①光灯照射下未出现红色眼底反光，而呈现白色；将电筒置于患儿正前方1 m处，同时观察双眼，发现瞳孔不等大、虹膜颜色不同、大角膜、白色瞳孔，需排除RB。②散大瞳孔检查眼底发现实性白色占位病变，需排除RB。③斜视患儿，需查眼底排除RB。④有些患者通过裂隙灯检查可发现前房或玻璃体内的RB。

第六章

关注患儿康复，提高生活质量

RB患儿治疗结束后，要关注其康复（包括生长发育、视力和心理）以及生活质量。有些患儿可通过遮盖健眼和训练提高视力，要对患儿及家长行心理康复，监测患儿的生长发育。

参考文献

[1] Rushlow DE, Mol BM, Kennett JY, et al. 2013. Characterisation of retinoblastomas without RB1 mutations: genomic, gene expression, and clinical studies. Lancet oncol. 2013; 14 (4): 327-334.

[2] Zhang J, Benavente CA, McEvoy J, et al. A novel retinoblastoma therapy from genomic and epigenetic analyses. Nature. 2012; 481 (7381): 329 - 334.

[3] Raizis AM, Racher HM, Foucal A, et al. DNA hypermethylation/boundary control loss identified in retinoblastomas associated with genetic and epigenetic inactivation of the RB1 gene promoter. Epigenetics. 2020; 16 (9): 940-945.

[4] Chai P, Jia R, Jia R, et al. Dynamic chromosomal tuning of a novel GAU1 lncing driver at chr12p13.32 accelerates tumorigenesis. Nucleic Acids Res. 2018; 46 (12): 6041 - 6056.

[5] Chai P, Jia R, Li Y, et al. Regulation of epigenetic homeostasis in uveal melanoma and retinoblastoma. Prog Retin Eye Res. 2021; 1: 101030. doi: 10.1016/j.preteyeres.2021.101030. Online ahead of print.

[6] He X, Chai P, Li F, et al. A novel LncRNA transcript, RBAT1, accelerates tumorigenesis through interacting with HNRNPL and cis-activating E2F3. Mol Cancer . 2020; 19 (1): 115.

[7] Busch M, Grosse-Kreul J, Wirtz JJ, et al. Reduction of the tumorigenic potential of human retinoblastoma cell lines by TFF1 overexpression involves p53/caspase signaling and miR-18a regulation. Int J Cancer. 2017; 141 (3): 549 - 560.

[8] Dalgard CL, Van Quill KR, O'Brien JM. Evaluation of the in vitro and in vivo antitumor activity of histone deacetylase in-

hibitors for the therapy of retinoblastoma. Clin Cancer Res. 2008；14（10）：3113‒3123.

[9] Khan M，Walter LL，Li Q，et al. Characterization and pharmacologic targeting of EZH2，a fetal retinal protein and epigenetic regulator，in human retinoblastoma. Lab. Invest. 2015；95（11）：1278‒1290.

[10] Afshar AR，Pekmezci M，Bloomer MM，et al. Next‒Generation Sequencing of Retinoblastoma Identifies Pathogenic Alterations beyond RB1 Inactivation That Correlate with Aggressive Histopathologic Features. Ophthalmology. 2020；127（6）：804‒813.

[11] Linn MA. Intraocular retinoblastoma：the case for a new group classification . Ophthalmol Clin North Am. 2005；18（1）：41‒53.

[12] Amin MB，Edge S，Greene F，et al. AJCC Cancer Staging Manual，8 th ed. New York：Springer，2017：819‒831.

[13] Wilson MW.Rodriguez—Gaiindo C．Haik BG，et al. Multiagent chemotherapy as neoadjuvant treatment for multifocal intraocular retinoblastoma．Ophthalmology 2001；108：2106—2114.

[14] Shields CL，Honavar SG，Meadows AT，et al. Chemoreduction plus focaI therapy for retinoblastoma：factors predictive of need for treatment with external beam radiotherapy or enucleation. Am J Ophthalmol，2002；133：657‒664.

[15] Chuandi Zhou，Renbing Jia，Xianqun Fan，et al. Eye‒Preserving Therapies for Advanced Retinoblastoma. A Multicenter Cohort of 1678 Patients in China.Opthalmology 2021. Article in press.

[16] Shichong Jia，Renbing Jia，Xianqun Fan et al. Comparison of Intra‒Arterial Chemotherapy Efficacy Delivered Through the Ophthalmic Artery or External Carotid Artery in a Cohort of Ret-

眼肿瘤

参考文献

inoblastoma. Patients.F rontiers in Medicine. 2021; 8: 1-8.

[17] Min Zhou, Renbing Jia, Xianqun Fan et al. Risk factors for ophthalmic artery stenosis and occlusion in patients with retino-blastoma treated with intra-arterial Chemotherapy. Br J Ophthalmol 2021; 0: 1-6.

[18] Yamane T, Kaneko A, Mohri M . The technique of ophthalmic arterial infusion therapy for patients with intraocular retinoblas-toma. Int J Clin Oncol .2004; (9): 69 - 73.

[19] Munier FL, Soliman S, Moulin AP, et al. Profiling safety of intravitreal injections for retinoblastoma using an anti-reflux procedure and sterilisation of the needle track. Br J Ophthalmol. 2012; 96 (8): 1084e-1087.

[20] Shields CL, Lally SE, Manjandavida FP, et al. Diffuse anteri-or retinoblastoma with globe salvage and visual preservation in 3 consecutive cases. Ophthalmology. 2016; 123: 378 - 384.

[21] Francis JH, Marr BP, Brodie SE, et al. Anterior ocular toxici-ty of intravitreous melphalan for retinoblastoma. JAMA Ophthal-mol. 2015; 133: 1459-1463.

[22] Carcaboso AM, Bramuglia GF, Chantada GL, et al. Topote-can vitreous levels after periocular or intravenous delivery in rabbits: an alternative for retinoblastoma chemotherapy. Invest Ophthalmol Vis Sci. 2007; 48 (8): 3761-3767.

[23] Shields CL, Fulco EM, Arias JD, et al. Retinoblastoma fron-tiers with intravenous, intra-arterial, periocular, and intra-vitreal chemotherapy. Eye (Lond) . 2013; (2): 253-264.

[24] Abramson DH, Frank CM, Dunkel IJ. A phase I/II study of subconjunctival carboplatin for intraocular retinoblastoma. Oph-thalmology. 1999; 106 (10): 1947-1950.

[25] Shields JA, Shields CL, DePotter P, et al. Plaque radiothera-py for residual or recurrent retinoblastoma in 91 cases. J Pediatr Ophthalmol Strabismus. 1994; 31: 242 - 245.

[26] Shields CL，Honavar S，Shields JA，et al. Vitrectomy in eyes with unsuspected retinoblastoma. Ophthalmology. 2000；107（12）：2250-2255.

[27] Amendola BE，Lamm FR，Markoe AM，et al. Radiotherapy of retinoblastoma. A review of 63 children treated with different irradiation techniques. Cancer. 1990；66：21-26.

[28] Shields CL，Shields JA. Retinoblastoma management：advances in enucleation，intravenous chemoreduction，and intra-arterial chemotherapy. Curr OpinOphthalmol. 2010；21（3）：203-212.

[29] Gallie BL，Zhao J，Vandezande K，et al：Global issues and opportunities for optimized retinoblastoma care. Pediatr Blood Cancer. 2007；49：1083-1090.

[30] 中华医学会眼科分会眼底病学组，中华医学会儿科分会眼科学组，中华医学会眼科分会眼整形眼眶病学组，中国视网膜母细胞瘤诊断和治疗指南（2019），中华眼科杂志，2019，10（55）：726-738.

[31] 樊代明.整合肿瘤学·临床卷[M].北京：科学出版社，2021.

[32] 樊代明.整合肿瘤学·基础卷[M].西安：世界图书出版西安有限公司，2021.

第三篇 结膜黑色素瘤

— 第一章 —

结膜黑色素瘤流行病学

结膜黑色素瘤（conjunctival melanoma，CM）起源于结膜上皮基底层的非典型黑色素细胞，占眼部肿瘤的2%、所有眼部黑色素瘤的5%~7%。欧美的流行病学数据较丰富，而国内甚至亚洲的相关数据匮乏，这与黄种人发病率相对白人较低有关。北美CM年平均发病率为0.32/百万人年。美国不同人种年龄调整后发病率分别为（每百万人年）黑人0.18、北美印第安人0.17、亚洲人0.15、西班牙裔0.33、非西班牙裔白人0.49。白人与黑人CM的发病率之比为2.6：1，远低于葡萄膜黑色素瘤的18：1和皮肤黑色素瘤的13：1~26：1，但与黏膜黑色素瘤2.2：1~2.3：1相近。欧洲的CM总发病率为0.46/百万人年，其中丹麦0.5/百万人年、芬兰0.51/百万人年，男女粗发病率相似，分别为0.48/百万人年和和0.46/百万人年。年龄标化发病率在挪威和荷兰最高，超过0.70/百万人年。法国、德国每年约有20例CM，而冰岛14年内只有1例CM。一项韩国国家癌症登记数据显示，该国发病率为0.12/百万人年。我国尚无发病率报道。CM的发病率呈上升趋势：在美国白人男性中，发病率27年内（1973-1999年）上升了295%，在60岁或以上年龄组中同样呈显著上升趋势；1960-2005年间，瑞典CM男性标化发病率从0.1/百万上升到0.74/百万（P=0.001），女性从0.06/百万上升到0.45/百万（P=0.007）；芬兰34年内CM发病率从0.4上升到0.8；丹麦的CM发病率在52年（1960-2012年）内亦呈上升趋势。

— 第二章 —————————————

CM危险因素和需警惕的因素

第一节　危险因素

●紫外线暴露史：长期日照下的户外工作，或人工紫外线暴露。

●慢性病毒感染如HIV、HPV、HBV和HCV等。

第二节　需警惕的因素

●黑色素瘤家族史。

●结膜色素痣患者：短期内痣增大，破溃或周围有滋养血管。

●结膜原发性获得性黑变病患者：短期内结膜黑斑增大、增多、破溃或黑斑周围有滋养血管。

●无色素的结膜肿物患者：尤其白斑样或痣样外观。

●年龄>60岁。

第三章

CM 诊断

第一节　CM临床表现

　　病灶多位于球结膜，处睑裂区者对外观影响明显，患者多能自照镜子时发现肿物。对平坦且无明显变化的病灶，可无明显自觉症状。若肿物高于结膜面，或出现明显增大、破溃、出血等现象，则可出现异物感、眼红、流血等不适。

　　CM多为继发，对原发病变是否恶性转变的判断非常重要。CM属黏膜黑色素瘤的一种，其他皮肤黏膜黑色素瘤的ABCDE法则可作为借鉴标准：A非对称（asymmetry），色素斑的一半与另一半看起来不对称。B边缘不规则（border irregularity），边缘不整或有切迹、锯齿等，不像正常色素痣具有光滑的圆形或椭圆形轮廓。C颜色改变（color variation），正常色素痣通常为单色，而黑色素瘤主要表现为污浊的黑色，也可有褐、棕、棕黑、蓝、粉甚至白色等多种不同颜色。D直径（diameter），色素痣直径 > 5mm 或色素痣明显

长大时要注意，黑色素瘤通常比普通痣大，对直径 >
1 cm 的色素痣最好做活检评估。E 隆起（elevation），
一些早期黑色素瘤，整个瘤体会有轻微隆起。

但 ABCDE 不够全面，因为 CM 多数起始于球结膜
或睑缘，少数来自睑结膜。色素化程度不一，约 25%
可为无色素。不同于其他皮肤黏膜黑色素瘤，CM 周
围大多存在滋养血管（feeding vessles）触之易出血，
可作为恶性病变的标志性体征。此外，CM 常呈结节样
生长，可侵入眼球或眶内。

提示预后较差的临床特点有：肿物位于睑结膜，泪
阜，或穹窿；向深层组织侵袭；厚度>2mm；累及睑缘；
或出现混合细胞成分。出现这些情况更易发生局部或远
处转移。

第二节　CM 专科检查

包括眼前节光学相干断层成像（OCT），角膜共聚
焦显微镜（IVCM），超声生物显微镜（UBM）。IVCM
及前节 OCT 对肿物内部及深部探查有优势，可用于评
估血管、内囊肿、浸润深度和范围等情况，有助对肿
块的良恶性作初步推断；UBM 则对肿瘤向深部组织侵
袭（如球内）的范围观察有较大优势。

第三节　CM影像检查

影像学检查应根据当地实际情况和患者经济情况决定，必查项目包括区域淋巴结（耳前、颈部等）超声，胸部 CT，腹盆部超声、CT 或 MRI，全身骨扫描及头颅检查（CT 或 MRI）。经济情况好的患者可行全身 PET-CT 检查，特别是原发灶不明的患者。

第四节　CM病理检查

1　常用概念及释义

（1）派杰样播散（pagetoid spread）：黑色素细胞单个散在或呈巢状霰弹样分布于表皮全层。显著的派杰样播散一般见于皮肤黑色素瘤，黑色素细胞痣偶见局灶性、低位派杰样播散。

（2）水平生长期（radial growth phase）：皮肤黑色素瘤发展的早期阶段，肿瘤细胞局限于表皮内（即原位黑色素瘤），或已进入真皮乳头层，但瘤细胞以单个或小巢状存在，真皮内瘤巢小于表皮内瘤巢且无核分裂象。一般认为本期肿瘤性黑色素细胞不具真皮内成瘤性。

（3）垂直生长期（vertical growth phase）：皮肤黑色素瘤发展的中晚期阶段，瘤细胞进入真皮并向纵深发展，真皮内出现大于表皮内瘤巢的瘤细胞团，可见核分裂象。本期肿瘤性黑色素细胞具真皮内成瘤性。

（4）消退（regression）：黑色素瘤的消退包括临床消退和组织学消退，对临床和组织学消退的判断仍较困难，存在一定争议。组织学消退一般指机体对黑色素瘤的自主反应，包括淋巴细胞浸润、黑色素瘤细胞减少或消失、噬黑色素细胞反应、真皮纤维化和表皮萎缩等。而在CM中，组织学消退现象存在提示预后不佳。消退现象与肿瘤组织淋巴细胞浸润若同时存在，对患者预后不佳具有叠加效应。原因可能是黑色素瘤细胞存在高度异质性。一部分对免疫反应敏感的肿瘤细胞在免疫浸润后消退，留下另一部分具有免疫豁免的肿瘤细胞产生转移。因此这类患者转移后，往往肿瘤的恶性程度更高，对免疫检查点抑制治疗效果欠佳，导致转移率更高，生存率更低。

（5）微卫星转移（microsatellite metastases）：位于皮肤或皮下组织的显微镜下转移灶，邻近或位于皮肤黑色素瘤原发灶深部，与原发瘤不相连。AJCC黑色素瘤分期标准（第八版）中不做大小和距离要求。

（6）移行转移/中途转移（in-transit metastases）：位于皮肤黑色素瘤原发灶和区域淋巴结之间的皮肤和（或）皮下组织中，且与原发瘤间距超过 2 cm 的临床显性转移灶。

（7）外科切缘（surgical margin）：外科进行黑色素瘤切除术时，所测量的肿瘤距切缘的距离，而非肿瘤离体中性甲醛溶液固定后测量的距离，因为固定会引起标本皱缩，使测量数值小于实际数值。

（8）前哨淋巴结（sentinel lymph nodes）：肿瘤发生淋巴道转移的第一站淋巴结，最早用于黑色素瘤，不同部位的黑色素瘤有相对应的前哨淋巴结。对CM，前哨淋巴结活检的必要性仍存争议。

2 病理检查

（1）标本送检：所有临床怀疑黑色素瘤的病例，均应行病理学检查，以明确病变性质。标本需完整送检，如有病灶、切缘及淋巴结等多份标本，要分别盛装送检，并在病检申请单上说明；术者应提供病灶大小和特点（溃疡/结节斑）等临床信息及组织标本类型，并做好切缘标记。

（2）标本类型：CM原则上不建议部分切取活检，应尽量行病变完整切除活检，以全面评估，获得确切组织学诊断和厚度。如病灶范围过大，可考虑做地图样活检。有眶内扩散或已有远处转移需要确诊的，可考虑部分病灶部分切取活检，不建议穿刺活检。有条件行眶内容物剜除的应同期完整切除眼部病灶。

3　CM常见组织学类型

黑色素瘤细胞形态常为梭形细胞、上皮样细胞和（或）浆细胞样等，胞质嗜双染或嗜酸性，含有多少不等的色素，核仁明显，少数情况下可表现为小细胞或痣细胞样形态。胞质含有色素是CM诊断的重要线索，但当色素含量较少且分布不均匀时，需要多取材并全面观察仔细寻找线索。鉴别诊断主要包括：①其他恶性肿瘤，如低分化癌、肉瘤、淋巴瘤等，黑色素细胞分化标志物（SOX10、S-100蛋白、HMB45、Melan A等）可辅助诊断；②黏膜黑色素细胞痣，其鉴别原则与皮肤黑色素瘤与皮肤黑色素细胞痣的鉴别原则相似，包含组织结构异型性和细胞异型性，同时也必须密切联系临床；③皮肤黑色素瘤的黏膜转移，在黏膜表面上皮内单个黑色素瘤细胞雀斑样或小团巢样增生，提示黏膜原发可能性大，同时需密切结合病史。

4　组织病理学诊断原则

黑色素瘤的组织病理学诊断需结合以下信息整合判断：①临床信息及病变大体信息；②不同类型的黑色素瘤组织病理学诊断需依据各系统最新版WHO肿瘤分类中相关内容；③必要的免疫组化检查结果（见

下文）；④必要的分子病理检查结果（见下文）。对诊断困难的病例，建议进行多学科整合诊治（MDT to HIM）讨论，必要时提请院际专科病理会诊。

5 病理学TNM分期

CM病理分期如下表，适用于肿物完整切除的标本，病理报告应尽可能提供pTNM分期相关指标。

表3-3-1 AJCC对原发CM病理分期的定义（pT）

对原发CM病理分期的定义（pT）	
TX	原发肿瘤无法评估
T0	检测不到原发肿瘤
Tis	肿瘤局限于结膜上皮
T1	球结膜肿瘤
T1a	肿瘤侵犯固有层厚度<2mm
T1b	肿瘤侵犯固有层厚度>2mm
T2	非球结膜区的结膜肿瘤
T2a	肿瘤侵犯固有层厚度<2mm
T2b	肿瘤侵犯固有层厚度>2mm
T3	伴局部侵犯的任意大小肿瘤
T3a	眼球
T3b	眼睑
T3c	眼眶
T3d	鼻泪管，和/或泪囊，和/或鼻旁窦
T4	伴神经系统侵犯的任意大小肿瘤

6 免疫组化和荧光原位杂交检查

（1）黑色素细胞特征性免疫组化标志物：黑色素瘤的肿瘤细胞形态多样，尤其是无色素性病变，常需要与癌、肉瘤和淋巴瘤等多种肿瘤进行鉴别。常用的黑色素细胞特征性标志物包括 SOX10、S-100 蛋白、Melan A、HMB45、PNL2、Tyrosinase 和 MITF 等。其中 SOX10 和 S-100 蛋白灵敏度最高，是黑色素瘤的筛选指标，但其特异度相对较差，一般不能单独用作黑色素瘤的确定指标。Melan A、HMB45、PNL2 及 Tyrosinase 等特异度较高，但黑色素细胞肿瘤可出现异质性表达，且灵敏度不一，因此建议在需要进行鉴别诊断时可根据临床组织学特点同时选用 2~3 个上述标志物，再加上 SOX10 和（或）S-100 蛋白，以提高黑色素瘤的检出率。在富含黑色素的肿瘤中，使用红色显色剂有助于更清晰地判断阳性着色。

（2）良恶性鉴别诊断辅助免疫组化标志物：目前黑色素细胞增生性疾病的良恶性鉴别主要依靠常规组织学诊断，免疫组化和基因检测有一定辅助鉴别价值，但需根据具体鉴别黑色素细胞瘤类型加以选择应用。一般而言，黑色素瘤 Ki-67 阳性指数和 cyclin D1 表达率都较高，且无随病变深度递减现象。HMB45 在色素痣中以交界或浅表成分阳性为主，随病变深度递减或转为阴性，而黑色素瘤中深部肿瘤成分可呈阳性，表达模式常为弥漫或斑驳阳性。但需注意，在某些特殊类型色素细胞肿瘤，如蓝痣（包括细胞性蓝痣）、深部穿通性痣等中，HMB45也可表现为从表浅至深部的弥漫阳性。p16有一定鉴别意义，在良性色素痣中常表现为阳性，在恶性黑色素瘤中可呈阴性，当p16阴性时，可进一步行荧光原位杂交检测以确认是否有CDKN2A基因的纯合缺失。PHH3免疫组化检测有助于核分裂计数。

（3）荧光原位杂交（FISH）检查：包括四色经典探针CCND1、RREB1、MYB和第6号染色体着丝粒，以及补充双色探针MYC和CDKN2A，作为皮肤色素细胞肿瘤良恶性鉴别的一种辅助手段，具有较好的灵敏度和特异度，推荐在良恶性鉴别诊断困难的病例中选择性使用。四色FISH检测中RREB1拷贝数增加为最敏感指标，其次为CCND1拷贝数增加。补充双色探针进一步增强了FISH检测的灵敏度，同时有助于辨识多倍体所导致的假阳性（部分Spitz痣可出现多倍体，导致FISH判读结果的假阳性）。但多位点FISH检测亦有一定局限性，需在有一定经验和资质的实验室开展，由有经验的技师进行实验操作。鉴于黑色素瘤细胞形态的多样性和组织结构的复杂性，FISH检测判读时需准确定位HE形态下的可疑肿瘤区域，需由同时具备

FISH观察经验和皮肤组织病理学基础的医师，紧密结合临床信息和组织学特点加以正确判读。对色素较多的病例，应选择肿瘤中色素相对较少、荧光信号可辨别的区域进行观察。

7 基因检测和分子分型

对黑色素瘤进行分子检测可指导临床治疗及判断预后。目前成熟的分子靶点包括BRAF、C-KIT和NRAS，简要介绍如下：

（1）BRAF：BRAF基因突变是目前皮肤黑色素瘤中最常见的突变形式，发生于40%~60%的皮肤黑色素瘤。目前研究发现，国人有30%的CM具有BRAF突变，常发生于较年轻的患者，发生部位多为低度慢性日光损伤部位，最常见的组织学类型为表浅播散型或结节型黑色素瘤。BRAF突变为黑色素细胞瘤发生的早期事件，在良性黑色素细胞痣，尤其是后天获得性痣中的突变率也很高，因此BRAF突变对于常见类型色素细胞肿瘤良恶性的鉴别价值有限。BRAF突变的黑色素瘤生物学行为更具侵袭性，预后更差，且易发生脑转移。临床试验证据表明，BRAF V600突变的黑色素瘤对BRAF和MEK抑制剂敏感，对于具有BRAF V600突变的晚期黑色素瘤患者，应用BRAF抑制剂治疗或联合应用BRAF与MEK抑制剂治疗，能极大提高生存率。因此，对黑色素瘤行BRAF分子检测具有重要临床意义。

BRAF分子检测适应证：①临床3期（含）以上肿瘤；②对可切除的1、2期病变。原位黑色素瘤鉴于预后较好，不建议检测。文献报道，在同一患者的原发瘤和转移瘤之间、多个转移瘤之间，甚至同一转移瘤内，都可能存在BRAF突变的异质性，因此，在已获取组织的情况下，对原发瘤和转移瘤、不同转移瘤应同时进行BRAF突变检测，整合分析各种情形下的BRAF基因状态，对治疗决策有一定指导意义。

BRAF突变常用检测方法：①VE1免疫组化法；②Sanger测序；③二代测序；④即时荧光PCR（RT-PCR）。在实际工作中，不同检测单位可根据自己实验室的条件及检测需求选择合适的方法，并进行临床检测前性能验证。

（2）C-KIT：C-KIT基因突变也是黑色素瘤较常见的突变形式，尤其是在我国常见的肢端型和黏膜型黑色素瘤中多见。我国人群黑色素瘤C-KIT基因突变率约为10.8%，其预后比C-KIT野生型患者的预后更差。对具有C-KIT突变的黑色素瘤患者进行伊马替尼靶向治疗，能显著改善预后。因此，在中国黑色素瘤患者中，尤其是黏膜型和肢端型黑色素瘤患者，进行C-KIT突变检测具有非常重要的临床意义。

（3）NRAS：15%~30%的皮肤黑色素瘤发生NRAS突变。文献报道NRAS突变的黑色素瘤患者的预后差，且MEK抑制剂对部分NRAS突变的黑色素瘤有效。因此，在黑色素瘤患者中进行NRAS基因检测也有重要意义。

（4）FAT4：17.4%的CM存在FAT4突变。FAT4突变位于同一外显子相邻区域，分别为FAT4 E1907K，FAT4 E2511K，FAT4 P2547S及FAT4 S3071F。初步研究表明，FAT4突变存在致病性，与远处转移相关。

第五节　CM临床分期分级

目前最广泛采用的是2017年AJCC制订的第8版TNM分期系统。该系统根据癌症的累及范围，包括侵犯的结膜象限数，肿物位置，及侵袭特点定义CM的TNM分期（表3-3-2）。病理分型（表3-3-1）则依据肿物位置，固有层中的厚度，及侵袭特点确定。

表3-3-2　AJCC第八版对CM临床(c)TNM分期的定义

对原发临床肿瘤分期的定义（T）	
TX	原发肿瘤无法评估
T0	检测不到原发肿瘤
T1	球结膜肿瘤
T1a	<1个象限
T1b	>1个但<2个象限
T1c	>2个但<3个象限

T1d	>3个象限
T2	非球结膜区的结膜肿瘤(包括穹隆,睑,睑板,泪阜)
T2a	非泪阜区肿瘤,且<1个象限的非球结膜区结膜肿瘤
T2b	非泪阜区肿瘤,且>1个象限的非球结膜区结膜肿瘤
T2c	泪阜区肿瘤,且<1个象限的非球结膜区结膜肿瘤
T2d	泪阜区肿瘤,且>1个象限的非球结膜区结膜肿瘤
T3	伴局部侵犯的任意大小肿瘤
T3a	眼球
T3b	眼睑
T3c	眼眶
T3d	鼻泪管,和/或泪囊,和/或鼻旁窦
T4	伴神经系统侵犯的任意大小肿瘤
对局部淋巴结分期的定义 (N)	
NX	局部淋巴结无法评估
N0	未见局部淋巴结转移
N1	可见局部淋巴结转移
对远处器官转移分期的定义 (M)	
M0	未见远处器官转移
M1	可见远处器官转移

眼肿瘤

第三章 CM诊断

— 第四章 ——————

局限性 CM 治疗

第一节　手术治疗

1　cT1 期 CM

（1）原发灶切除：对球结膜及可能累及的角膜病灶，目前推荐的主要治疗方法是"零接触"手术切除病灶，联合术中切缘"二次冷冻"治疗，术中快速病理检测确诊黑色素瘤后，应将肿物边界周围 4mm 范围内未受累组织，及肿物深层紧密相连的薄层巩膜组织瓣一并切除，同时将切缘送病理检测，直至结果完全为阴性。切除前及切除后，各行一次结膜切缘冷冻治疗。角巩膜创面需用无水酒精或化疗药稀释浸泡（如MMC、5FU 等）。

（2）创面修复：病灶切除后，若创面较小，可常规修剪缝合结膜，使其愈合。对较大面积的缺损，需酌情考虑联合自体角膜缘干细胞移植、羊膜移植、唇黏膜移植术，或板层角膜缘移植。对睑裂区累及角膜缘的病灶，角膜深度未达1/2可选择自体角膜缘干细胞移植。若超过1/2深度的角膜缘切除，则建议行板层角膜缘移植，防止角膜缘穿孔或假性胬肉等并发症。羊膜覆盖适用于各种面积或结膜部位的缺损，可促进上皮再生并减轻术后炎症反应。羊膜植片可略大于覆盖的缺损区，用8-0或更细的可吸收线，或10-0不可吸收线缝合固定；或用生物组织胶水替代缝线，黏附并稳定植片，由此可避免拆线及线结引起的刺激反应。面积特别大的缺损，例如超过1/2面积的球结膜，可采用唇黏膜移植。各类修补方法可单用，也可视缺损情况联合运用。

2 cT2期CM

（1）原发灶切除：对球结膜及可能累及的角膜病灶，参考"cT1期CM"的手术治疗。cT2期CM累及泪阜、睑结膜、穹窿结膜或睑板等，皆应完整切除，术中遵循"零接触"原则，切缘送术中快速病理确认无肿瘤细胞为止。

（2）创面修复：若未切除睑板，修补方法参考"cT1期CM"的创面修复。切除睑板者，视缺损的长度及宽度，酌情选择睑板结膜瓣移植、骨膜瓣转移、硬腭移植、脱细胞真皮材料等修补创面。

第二节 术中或术后辅助治疗

为外科手术治疗的各种术中或术后的补充治疗，主要目的是降低患者复发、转移的风险。对 CM 最常用的为局部化疗，可替代部分手术治疗。其他辅助治疗手段如靶向治疗，放疗等，治疗皮肤黑色素瘤的效果明确，但对 CM 的治疗，目前只有一些国外及少量国人的应用经验，尚缺乏大样本多中心证据。

1 冷冻治疗

冷冻疗法的工作原理是冷冻细胞，并由于微血管系统的破坏而产生缺血。研究证实冷冻在预防肿瘤复发方面优于单纯手术切除。对 CM，仅接受单纯切除治疗的患者中有 52% 出现局部复发，而最初接受切除联合冷冻治疗的患者中，复发率为 18%。

2 局部化疗

局部化疗被用于 CM 的辅助治疗，可直接作用于整个眼表区域，便于多次使用，极大程度避免了全身化疗的副作用。当肿瘤边缘不清，有弥漫性或多灶性病变或角膜弥漫性病变，完全切除会损害角膜缘干细胞功能时，局部化疗是一个很好选择。丝裂霉素 C（MMC）和 5-氟尿嘧啶（5-FU）是常用的化疗药物。

多项研究已证实MMC用于局部化疗的效果。原发灶切除后局部辅助化疗与单纯手术的完全缓解率相似，而使用MMC可降低复发率与转移率。

　　干扰素-α2β（IFN-α2β）是一种细胞因子免疫调节剂，已较多用于结膜鳞状细胞癌等疾病。有证据表明黑色素瘤有干扰素受体，因此IFN-α2β可直接通过细胞毒机制起作用。此外，IFN-α2β可通过上调MHC-I的表达间接起作用，从而增强细胞毒性CD8 T细胞、自然杀伤细胞和巨噬细胞的活性。一些病例系列表明，当切缘是原发性获得性黑色素沉着症伴非典型性或完全阴性时，辅助性IFN-α2β可带来长期缓解。

── 第五章 ───────

局部浸润或局部转移性CM治疗

第一节 手术治疗

1 cT3期CM

（1）原发灶切除：若侵入球内或眶内，可考虑行眼球摘除或眶内容物剜除术，以完全扩大切除原发灶为标准。累及鼻泪管，泪囊，或鼻旁窦者，亦应完整切除受累区域，必要时扩大切除浸润的骨质。术中应遵循"零接触"原则。

（2）创面修复：眶内容物剜除后，创面相对平整、软组织及皮肤缺损不多者，可游离皮片植皮；因骨质缺失导致创面凹凸不平，或鼻旁窦切除后窦腔暴露时，应行游离皮瓣移植手术，目前常用股前外侧游离皮瓣或前臂皮瓣。

2 cT4期CM

（1）原发灶处理：作为症状严重患者的对症治

疗，全身情况尚可，能承受手术治疗的患者，可考虑行眼球摘除或眶内容物剜除术，以完全扩大切除原发灶为标准。对于全身情况差，无法承受手术的患者，不强求手术切除原发灶，以全身支持治疗及其他辅助治疗为主要手段。

（2）创面修复：对能承受手术，已行原发灶部分或扩大切除后，视创面情况作修补，可参考"cT3期CM"的手术治疗

第二节　二期整复治疗

对已行眼球摘除术的患者，可适时考虑二期义眼座植入及义眼片佩戴。对已行眶内容剜除术者，待黑色素瘤状态稳定后，可考虑赝附体等美容性假体定制佩戴，尽可能提高生活质量及最大可能恢复部分社会能力，可有效缓解患者及家属的精神负担。

第三节　区域性淋巴结清扫

1　根治性淋巴结清扫

B超提示腮腺或颈部淋巴结最长直径>15mm，淋巴门结构欠清，结合颈部增强CT发现淋巴结环形强化，中央见液性暗区，以及PET-CT局部淋巴结糖代谢明显升高者，建议原发灶切除同时行颈淋巴结清扫

及病理检查，条件欠佳的单位，也应于原发灶切除后尽量在短时间内安排患者至有条件单位行区域性淋巴结清除治疗。

2 预防性淋巴结清扫

部分有条件的单位已尝试开展预防性颈淋巴结清扫，但对应的 CM 分期分级指征尚未达成统一共识。

第四节 辅助治疗

1 靶向治疗

（1）维莫非尼（vemurafenib）：是目前唯一获得国家药品监督管理总局批准治疗晚期 BRAF-V600E 突变的黑色素瘤的分子靶向药物。多项国际多中心 III 期临床试验和国内研究均充分证明了维莫非尼对皮肤黏膜黑色素瘤具有明显的生存获益。常规推荐用法为 960 mg，口服、每日两次，应用时需注意对肝功能的影响。最常见的不良反应为光过敏、肌肉关节疼痛、腹泻、手足综合征、皮疹以及高血压等。

（2）免疫治疗：目前获得美国 FDA 批准的免疫治疗药物包括 PD-1 抗体/CTLA-4 抗体和 IL-2。上述药物能显著延长晚期皮肤黑色素瘤患者的生存时间。对中国黏膜型为主的黑色素瘤，尤其是 CM，上述治疗的价值尚待评估。

2　放疗

通常认为黑色素瘤对放疗不敏感，但是对术后切缘阳性、手术安全边缘不够或淋巴结转移清扫术后的患者，放疗仍是一种有效的术后辅助治疗手段，可以提高局部控制率。对于有远处转移的患者，也可采用放疗进行姑息治疗。

放疗主要分为近距离照射和外照射，前者使用较多。在CM治疗中，近距离放疗可使用包含源的可拆卸敷贴器（即巩膜表面敷贴器）将放射源直接放置在肿瘤表面，并在原发肿瘤切除且伤口愈合后进行，放射源常选用锶90（Sr-90），钌106（Ru-106）或碘125（I-125），各单位可根据实际条件选择。外照射疗法则常用于高危、位置不佳的肿瘤，可作为广泛手术或眶内容物剜除术的姑息替代方案。

3　对症支持治疗

适度康复运动可增强机体免疫功能。另外，应加强对症支持治疗，包括在晚期黑色素瘤患者中的积极镇痛、纠正贫血、纠正低白蛋白血症、加强营养支持，控制合并糖尿病患者的血糖，处理胸腹水、黄疸等伴随症状。

对晚期黑色素瘤患者，应理解患者及家属的心态，采取积极措施调整相应状态，把消极心理转化为积极心理，通过舒缓疗护增强安全感、舒适感，从而减少抑郁与焦虑。

── 第六章 ──

局部复发或转移的治疗

　　对局部复发，手术仍是最主要疗法，局部化疗及术后辅助治疗策略可参考局部初发病灶的治疗。局部淋巴结转移的治疗请参考前述方案。远处转移治疗请参考下章。

---第七章---

远处转移的治疗

晚期黑色素瘤远处转移最常见于肝、脑等脏器，50%~80% 出现肝转移，其中来源于结膜、脉络膜、鼻腔及直肠等处的黏膜黑色素瘤，更易出现肝转移。由于全身化疗效果差，一旦出现肝转移，治疗机会非常有限，预后极差，积极治疗情况下中位生存期为 2~6 个月，一年生存率 13%。肝转移病灶进展程度常决定患者的生存期，其对生存影响重大，意义甚至超过原发灶或其他脏器转移。脑转移发生率为 8%~46%，为黑色素瘤发展的终末阶段，病情进展迅速，常为致死的主要原因。

目前关于 CM 的远处转移治疗尚无统一共识，可参考选择的治疗方案有靶向治疗、免疫治疗、抗 VEGF 治疗等。BRAF 检测阳性的患者可选择双靶向，即 BRAF+MEK 抑制剂治疗。BRAF 检测阴性者可选择免疫检查点抑制剂+抗 VEGF 治疗。若以上药物应用 1~2 个周期后无明显缩瘤或出现瘤体增长，一般超过 10% 两次，或一次超过 20%，可改用其他方案治疗。即双靶向改用免疫治疗，或免疫治疗改全身化疗。

— 第八章 —————————————

CM 多学科整合诊治

第一节　MDT to HIM 设置

CM 的 MDT to HIM 科室包括眼科、皮肤科、神经外科、耳鼻喉科、化疗科、放疗科、诊断科室（病理科、影像科、超声科、核医学科等）、护理部、心理学专家、营养支持及社会工作者（临终关怀）等。

第二节　MDT 人员组成及资质

1　医学领域成员（核心成员）

眼外科医师 2 名、化疗科 1 名、放射诊断 1 名、病理科 2 名、其他专业医师若干名（根据 MDT to HIM 需要加入，如皮肤科、神经外科、耳鼻喉科、口腔外科、头颈外科等），所有参与 MDT to HIM 讨论的医师应具有副高级以上职称，有独立诊断和治疗能力，并有一定学识和学术水平。

2 相关领域成员（扩张成员）

临床护师 1~2 名和协调员 1~2 名。所有 MDT to HIM 参与人员应进行相应职能分配，包括牵头人、讨论专家和协调员等

第九章

CM 的康复及随访策略

第一节　总体目标

常年定期规范随访，防止复发或转移，延长生存期，提升生活质量。随访应按照个体化和肿瘤分期原则，为患者制定个体化、人性化的随访或监测方案。

第二节　随访手段

1　局部检查

每年定期行全面眼部检查，包括视力、眼压、视野、裂隙灯、AS-OCT、UBM、B 超、眼部影像学检查等。其中，眼前段照相、颈部淋巴结触诊和 B 超、腹部 B 超，前 3 年每 3 月一次，3 年后每半年一次。若 B 超或出诊发现颈部淋巴结可疑阳性，进一步行颈部增强 CT 排查转移。腹部 B 超若发现远处器官阳性，则肝脏进一步行增强 MRI 明确，其余器官行上腹部、下腹部 CT 平扫明确。

2 全身检查

定期全身体检监测肿瘤转移或及时发现第二肿瘤。可考虑每年 1~2 次全身体检，包括且不限于胸腹部透摄，脑部 MRI，血液检查（如肝肾功能等），及胸/腹部 CT 等。其中，胸部 CT 平扫、头颅 MRI 建议每半年一次。单位条件及患者经济条件允许时，可于必要时行 PET-CT 检查，排查罕见部位转移。

3 其他指标

一些生物标志物的监测有助及早发现转移或复发迹象，但目前 CM 暂无特异性肿瘤标志物。

第三节 常见问题处理

定期随访能及时发现复发或转移病灶，进行针对性早期干预，以提高疗效。对复发转移，要及时按晚期肿瘤治疗原则积极处理。

对放化疗出现的常见全身反应，首先在治疗前向患者充分告知，使其具有心理准备，及早发现，尽早采取措施。因放化疗方案不同，及患者个体差异，副反应的轻重缓急不完全相同，但总的应对原则及方案是类似的，且通过积极处理，大部分可控可缓。而且绝大多数肿瘤内科医生均已熟练掌握了预防和处理化疗不良反应的技术。如化疗期间出现恶心、呕吐、食欲下降等胃肠道反应，就要少量多餐，饮食宜清淡、易消化，避免辛辣刺激、油腻食物，同时营养要充足，合理膳食搭配，要确保蛋白质、维生素、能量的摄入。又如化疗期间出现白细胞降低、血小板降低、贫血等血液学毒性，临床上已经有成熟的升白细胞、升血小板、补血等治疗措施，就要定期复查血常规，及时处理。

对眼局部的常见治疗副反应或并发症，需眼科医生在随访及治疗期间认真仔细检查，及时发现并作相应处理，若危及视力，应及时与相关放化疗医师沟通，在不影响治疗效果的前提下，可考虑适当调整治疗方案或换用药物。常见并发症包括，眼表损伤，角膜缘干细胞缺损，并发性白内障，泪点闭锁，泪道阻塞，眶周放射性皮炎，眼压升高，眼部非特异性炎症等。

参考文献

[1] Pearson, G., et al., Mitogen-activated protein (MAP) kinase pathways: regulation and physiological functions. Endocr Rev, 2001. 22 (2): p. 153-83.

[2] Munoz-Couselo, E., et al., NRAS-mutant melanoma: current challenges and future prospect. Onco Targets Ther, 2017. 10: p. 3941-3947.

[3] Spendlove, H.E., et al., BRAF mutations are detectable in conjunctival but not uveal melanomas. Melanoma Res, 2004. 14 (6): p. 449-52.

[4] Lake, S.L., et al., Multiplex ligation-dependent probe amplification of conjunctival melanoma reveals common BRAF V600E gene mutation and gene copy number changes. Invest Ophthalmol Vis Sci, 2011. 52 (8): p. 5598-604.

[5] Goldenberg-Cohen, N., et al., T1799A BRAF mutations in conjunctival melanocytic lesions. Invest Ophthalmol Vis Sci, 2005. 46 (9): p. 3027-30.

[6] Gear, H., et al., BRAF mutations in conjunctival melanoma. Invest Ophthalmol Vis Sci, 2004. 45 (8): p. 2484-8.

[7] Griewank, K.G., et al., Conjunctival melanomas harbor BRAF and NRAS mutations and copy number changes similar to cutaneous and mucosal melanomas. Clin Cancer Res, 2013. 19 (12): p. 3143-52.

[8] Scholz, S.L., et al., NF1 mutations in conjunctival melanoma. Br J Cancer, 2018. 118 (9): p. 1243-1247.

[9] Maldonado, J.L., et al., Determinants of BRAF mutations in primary melanomas. J Natl Cancer Inst, 2003. 95 (24): p. 1878-90.

[10] Goydos, J.S., et al., Detection of B-RAF and N-RAS muta-

tions in human melanoma. J Am Coll Surg, 2005. 200 (3): p. 362-70.

[11] Long, G.V., et al., Prognostic and clinicopathologic associations of oncogenic BRAF in metastatic melanoma. J Clin Oncol, 2011. 29 (10): p. 1239-46.

[12] Sosman, J.A., et al., Survival in BRAF V600-mutant advanced melanoma treated with vemurafenib. N Engl J Med, 2012. 366 (8): p. 707-14.

[13] Postow, M.A., et al., Ipilimumab for patients with advanced mucosal melanoma. Oncologist, 2013. 18 (6): p. 726-32.

[14] Zebary, A., et al., KIT, NRAS and BRAF mutations in sinonasal mucosal melanoma: a study of 56 cases. Br J Cancer, 2013. 109 (3): p. 559-64.

[15] Omholt, K., et al., KIT pathway alterations in mucosal melanomas of the vulva and other sites. Clin Cancer Res, 2011. 17 (12): p. 3933-42.

[16] Curtin, J.A., et al., Somatic activation of KIT in distinct subtypes of melanoma. J Clin Oncol, 2006. 24 (26): p. 4340-6.

[17] Curtin, J.A., et al., Distinct sets of genetic alterations in melanoma. N Engl J Med, 2005. 353 (20): p. 2135-47.

[18] Krauthammer, M., et al., Exome sequencing identifies recurrent mutations in NF1 and RASopathy genes in sun-exposed melanomas. Nat Genet, 2015. 47 (9): p. 996-1002.

[19] Hodis, E., et al., A landscape of driver mutations in melanoma. Cell, 2012. 150 (2): p. 251-63.

[20] Meier, F., et al., The RAS/RAF/MEK/ERK and PI3K/AKT signaling pathways present molecular targets for the effective treatment of advanced melanoma. Front Biosci, 2005. 10: p. 2986-3001.

[21] Cosgarea, I., et al., Targeted next generation sequencing of mucosal melanomas identifies frequent NF1 and RAS muta-

tions. Oncotarget, 2017. 8 (25): p. 40683–40692.

[22] Garrido, M.C. and B.C. Bastian, KIT as a therapeutic target in melanoma. J Invest Dermatol, 2010. 130 (1): p. 20–7.

[23] Beadling, C., et al., KIT gene mutations and copy number in melanoma subtypes. Clin Cancer Res, 2008. 14 (21): p. 6821–8.

[24] Wallander, M.L., et al., KIT mutations in ocular melanoma: frequency and anatomic distribution. Mod Pathol, 2011. 24 (8): p. 1031–5.

[25] Zhou, R., et al., Analysis of Mucosal Melanoma Whole-Genome Landscapes Reveals Clinically Relevant Genomic Aberrations. Clin Cancer Res, 2019. 25 (12): p. 3548–3560.

[26] Kiuru, M. and K.J. Busam, The NF1 gene in tumor syndromes and melanoma. Lab Invest, 2017. 97 (2): p. 146–157.

[27] Rivolta, C., et al., UV light signature in conjunctival melanoma; not only skin should be protected from solar radiation. J Hum Genet, 2016. 61 (4): p. 361–2.

[28] Furney, S.J., et al., Genome sequencing of mucosal melanomas reveals that they are driven by distinct mechanisms from cutaneous melanoma. J Pathol, 2013. 230 (3): p. 261–9.

[29] Thompson, J.F., et al., Prognostic significance of mitotic rate in localized primary cutaneous melanoma: an analysis of patients in the multi-institutional American Joint Committee on Cancer melanoma staging database. J Clin Oncol, 2011. 29 (16): p. 2199–205.

[30] Azzola, M.F., et al., Tumor mitotic rate is a more powerful prognostic indicator than ulceration in patients with primary cutaneous melanoma: an analysis of 3661 patients from a single center. Cancer, 2003. 97 (6): p. 1488–98.

[31] Francken, A.B., et al., The prognostic importance of tumor mitotic rate confirmed in 1317 patients with primary cutaneous

melanoma and long follow - up. Ann Surg Oncol, 2004. 11
（4）: p. 426-33.

[32] Harrist, T.J., et al., "Microscopic satellites" are more highly
associated with regional lymph node metastases than is primary
melanoma thickness. Cancer, 1984. 53 （10）: p. 2183-7.

[33] Cancer Genome Atlas, N., Genomic Classification of Cutane-
ous Melanoma. Cell, 2015. 161 （7）: p. 1681-96.

[34] Si, L., et al., Prevalence of BRAF V600E mutation in Chi-
nese melanoma patients: large scale analysis of BRAF and
NRAS mutations in a 432-case cohort. Eur J Cancer, 2012. 48
（1）: p. 94-100.

[35] Leboit PE, Burg G, Weedon D, et al. 皮肤肿瘤病理学和
遗传[M]. 廖松林, 薛卫成, 柳剑英, 译. 北京: 人民卫生
出版社, 2006.

[36] RiberoS, MoscarellaE, FerraraG, et al. Regression in cuta-
neous melanoma: a comprehensive review from diagnosis to
prognosis[J]. J Eur Acad Dermatol Venereol, 2016, 30
（12）: 2030-2037.

[37] GardnerLJ, StrunckJL, WuYP, et al. Current controversies
in early-stage melanoma: questions on incidence, screening,
and histologic regression[J]. J Am Acad Dermatol, 2019, 80
（1）: 1-12.

[38] 中国抗癌协会肉瘤专业委员会软组织肉瘤及恶性黑色素瘤
学组. 皮肤和肢端恶性黑色素瘤的外科治疗规范中国专家共
识1.0[J]. 中华肿瘤杂志, 2020, 42（2）: 81-93.

[39] LevitEK, KagenMH, ScherRK, et al. The ABC rule for
clinical detection of subungual melanoma[J]. J Am Acad Derma-
tol, 2000, 42（2Pt 1）: 269-274.

[40] 《中国黑色素瘤规范化病理诊断专家共识（2017版）》编
写组. 中国黑色素瘤规范化病理诊断专家共识（2017
版）. 中华病理学杂志, 2018, 47（1）: 7-13.

[41] 任敏，孔蕴毅，蔡旭，等.前哨淋巴结活检在皮肤恶性黑色素瘤中的应用[J].中华病理学杂志，2018，47（5）：360-365.

[42] MedinaCA，BiscottiCV，SinghN，et al. Diagnostic cytologic features of uveal melanoma[J]. Ophthalmology，2015，122（8）：1580-1584.

[43] DamatoB，CouplandSE. A reappraisal of the significance of largest basal diameter of posterior uveal melanoma[J]. Eye（Lond），2009，23（12）：2152-2160；quiz 2161-2162.

[44] MäkitieT，SummanenP，TarkkanenA，et al. Microvascular density in predicting survival of patients with choroidal and ciliary body melanoma[J]. Invest Ophthalmol Vis Sci，1999，40（11）：2471-2480.

[45] RaghavanSS，PeternelS，MullyTW，et al. Spitz melanoma is a distinct subset of spitzoid melanoma[J]. Mod Pathol，2020，33（6）：1122-1134.

[46] 任静，任敏，孔蕴毅，等.间变性淋巴瘤激酶阳性的Spitz肿瘤临床病理学特征及预后[J].中华病理学杂志，2019，48（3）：215-219.

[47] GershenwaldJE，ScolyerRA，HESSRH，et al. Melanoma of the skin[M]//AminMB. AJCC Cancer Staging Manual. 8th ed. Chicago：Springer Nature，2017：563-585.

[48] SunQ，SunH，WuN，et al. Prognostic significance of tumor-infiltrating lymphocyte grade in melanoma：a meta-analysis[J]. Dermatology，2020，236（6）：481-492.

[49] LeeN，ZakkaLR，MihmMC，et al. Tumour-infiltrating lymphocytes in melanoma prognosis and cancer immunotherapy[J]. Pathology，2016，48（2）：177-187.

[50] NěmejcováK，TicháI，BártůM，et al. Comparison of five different scoring methods in the evaluation of inflammatory infiltration（tumor-infiltrating lymphocytes）in superficial spreading

and nodular melanoma[J]. Pigment Cell Melanoma Res, 2019, 32（3）：412-423.

[51] GimottyPA, ElderDE, FrakerDL, et al. Identification of high-risk patients among those diagnosed with thin cutaneous melanomas[J]. J Clin Oncol, 2007, 25（9）：1129-1134.

[52] Lydiatt WM, Brandwein-Gensler M, Kraus DH, et al. Mucosal melanoma of the head and neck[M]//AminMB. AJCC Cancer Staging Manual.8th ed. Chicago：Springer Nature, 2017：163-169.

[53] Kivela T, Simpson ER, Grossniklaus HE, et al. Uveal melanoma[M]//Amin MB. AJCC Cancer Staging Manual. 8th ed. Chicago：Springer Nature, 2017：805-818.

[54] IsaacAK, LertsburapaT, MundiJP, et al.Polyploidy in spitz nevi：a not uncommon karyotypic abnormality identifiable by fluorescence in situ hybridization. Am J Dermatopath, 2010, 32（2）：144-148.

[55] SuJ, YuW, LiuJ, et al.Fluorescence in situ hybridisation as an ancillary tool in the diagnosis of acral melanoma：a review of 44 cases[J]. Pathology, 2017, 49（7）：740-749.

[56] LaiY, WuY, LiuR, et al.Four-color fluorescence in-situ hybridization is useful to assist to distinguish early stage acral and cutaneous melanomas from dysplastic junctional or compound nevus[J]. Diagn Pathol, 2020, 15（1）：51.

[57] 苏静, 柳剑英, 郑杰, 等.多基因组合荧光原位杂交在皮肤恶性黑色素瘤辅助诊断中的应用[J]. 中华病理学杂志, 2015, 44（1）：37-41.

[58] 苏静, 王宇辰, 柳剑英.多位点荧光原位杂交辅助诊断皮肤黑色素瘤[J]. 中华病理学杂志, 2018, 47（1）：70-74.

[59] 任敏, 柏乾明, 孔蕴毅, 等.不同基因组合荧光原位杂交在黑色素瘤中的辅助诊断价值[J]. 中华病理学杂志, 2020, 49（8）：827-833.

[60] ChengL, Lopez-BeltranA, MassariF, et al. Molecular testing for BRAF mutations to inform melanoma treatment decisions: a move toward precision medicine[J]. Mod Pathol, 2018, 31 (1): 24-38. DOI: 10.1038 / modpathol.2017.104.

[61] BaiX, KongY, ChiZ, et al. MAPK pathway and TERT promoter gene mutation pattern and its prognostic value in melanoma patients: a retrospective study of 2, 793 cases[J]. Clin Cancer Res, 2017, 23 (20): 6120-6127.

[62] TanJM, TomLN, JagirdarK, et al. The BRAF and NRAS mutation prevalence in dermoscopic subtypes of acquired naevi reveals constitutive mitogen-activated protein kinase pathway activation[J]. Br J Dermatol, 2018, 178 (1): 191-197.

[63] BaiX, KongY, ChiZ, et al. MAPK pathway and TERT promoter gene mutation pattern and its prognostic value in melanoma patients: a retrospective study of 2, 793 cases[J]. Clin Cancer Res, 2017, 23 (20): 6120-6127.

[64] SiL, ZhangX, ShinSJ, et al. Open-label, phase IIa study of dabrafenib plus trametinib in East Asian patients with advanced BRAF V600-mutant cutaneous melanoma[J]. Eur J Cancer, 2020, 135: 31-38.

[65] SiL, ZhangX, XuZ, et al. Vemurafenib in Chinese patients with BRAFV600 mutation-positive unresectable or metastatic melanoma: an open-label, multicenter phase I study[J]. BMC Cancer, 2018, 18 (1): 520.

[66] HeinzerlingL, BaiterM, KühnapfelS, et al. Mutation landscape in melanoma patients clinical implications of heterogeneity of BRAF mutations[J]. Br J Cancer, 2013, 109 (11): 2833-2841.

[67] BradishJR, RicheyJD, PostKM, et al. Discordancy in BRAF mutations among primary and metastatic melanoma le-

sions: clinical implications for targeted therapy[J]. Mod Pathol, 2015, 28 (4): 480-486.

[68] WeiX, MaoL, ChiZ, et al. Efficacy evaluation of imatinib for the treatment of melanoma: evidence from a retrospective study[J]. Oncol Res, 2019, 27 (4): 495-501.

[69] KongY, SiL, ZhuYY, et al. Large-scale analysis of KIT aberrations in Chinese patients with melanoma[J]. Clin Cancer Res, 2011, 17 (7): 1684-1691.

[70] JohnsonDB, SmalleyKSM, SosmanJA. Molecular pathways: targeting NRAS in melanoma and acute myelogenous leukemia [J]. Clin Cancer Res, 2014, 20 (16): 4186-4192.

[71] DevittB, LiuW, SalemiR, et al. Clinical outcome and pathological features associated with NRAS mutation in cutaneous melanoma[J]. Pigment Cell Melanoma Res, 2011, 24 (4): 666-672.

[72] Ellerhorst JA, Greene VR, Ekmekcioglu S, et al. Clinical correlates of NRAS and BRAF mutations in primary human melanoma [J]. Clin Cancer Res, 2011, 17 (2): 229-235.

[73] McCartney AC: Pathology of ocular melanomas. Br Med Bull 1995, 51 (3): 678-693.

[74] Lim LA, Madigan MC, Conway RM: Conjunctival melanoma: a review of conceptual and treatment advances. Clin Ophthalmol 2013, 6: 521-531.

[75] Virgili G, Parravano M, Gatta G, Capocaccia R, Mazzini C, Mallone S, Botta L, Group RAW: Incidence and Survival of Patients With Conjunctival Melanoma in Europe. JAMA Ophthalmol 2020, 138 (6): 601-608.

[76] Larsen AC: Conjunctival malignant melanoma in Denmark. Epidemiology, treatment and prognosis with special emphasis on tumorigenesis and genetic profile. Acta Ophthalmol 2016, 94 (8): 842-842.

眼肿瘤

参考文献

[77] Tuomaala S, Eskelin S, Tarkkanen A, Kivela T: Population-based assessment of clinical characteristics predicting outcome of conjunctival melanoma in whites. Invest Ophthalmol Vis Sci 2002, 43 (11): 3399-3408.

[78] Hu DN, Yu G, McCormick SA, Finger PT: Population-based incidence of conjunctival melanoma in various races and ethnic groups and comparison with other melanomas. Am J Ophthalmol 2008, 145 (3): 418-423.

[79] Ghazawi FM, Darwich R, Le M, Jfri A, Rahme E, Burnier JV, Sasseville D, Burnier MN, Jr., Litvinov IV: Incidence trends of conjunctival malignant melanoma in Canada. Br J Ophthalmol 2020, 104 (1): 23-25.

[80] Park SJ, Oh CM, Kim BW, Woo SJ, Cho H, Park KH: Nationwide Incidence of Ocular Melanoma in South Korea by Using the National Cancer Registry Database (1999-2011). Invest Ophth Vis Sci 2015, 56 (8): 4719-4724.

[81] Yu G-P, Hu D-N, McCormick S, Finger PT: Conjunctival melanoma: is it increasing in the United States? American Journal of Ophthalmology 2003, 135 (6): 800-806.

[82] Triay E, Bergman L, Nilsson B, All-Ericsson C, Seregard S: Time trends in the incidence of conjunctival melanoma in Sweden. Br J Ophthalmol 2009, 93 (11): 1524-1528.

[83] Brouwer NJ, Marinkovic M, Luyten GPM, Shields CL, Jager MJ: Lack of tumour pigmentation in conjunctival melanoma is associated with light iris colour and worse prognosis. Brit J Ophthalmol 2019, 103 (3): 332-337.

[84] Esmaeli B, Roberts D, Ross M, Fellman M, Cruz H, Kim SK, Prieto VG: Histologic features of conjunctival melanoma predictive of metastasis and death (an American Ophthalmological thesis). Trans Am Ophthalmol Soc 2012, 110: 64-73.

[85] Jia RB, Chai PW, Wang SZ, Sun BF, Xu YF, Yang Y, Ge SF, Jia RB, Yang YG, Fan XQ: m（6）A modification suppresses ocular melanoma through modulating HINT2 mRNA translation. Mol Cancer 2019, 18（1）.

[86] Larsen AC, Mikkelsen LH, Borup R, Kiss K, Toft PB, von Buchwald C, Coupland SE, Prause JU, Heegaard S: MicroRNA Expression Profile in Conjunctival Melanoma. Invest Ophth Vis Sci 2016, 57（10）: 4205-4212.

[87] Shang QF, Li YY, Wang HX, Ge SF, Jia RB: Altered expression profile of circular RNAs in conjunctival melanoma. Epigenomics-Uk 2019, 11（7）: 787-804.

[88] Jain P, Finger PT, Damato B, Coupland SE, Heimann H, Kenawy N, Brouwer NJ, Marinkovic M, Van Duinen SG, Caujolle JP et al: Multicenter, International Assessment of the Eighth Edition of the American Joint Committee on Cancer Cancer Staging Manual for Conjunctival Melanoma. JAMA Ophthalmol 2019.

[89] Jain P, Finger PT, Fili M, Damato B, Coupland SE, Heimann H, Kenawy N, N JB, Marinkovic M, Van Duinen SG et al: Conjunctival melanoma treatment outcomes in 288 patients: a multicentre international data-sharing study. Br J Ophthalmol 2020.

[90] Damato B, Coupland SE: An audit of conjunctival melanoma treatment in Liverpool. Eye（Lond）2009, 23（4）: 801-809.

[91] Mor JM, Heindl LM: Systemic BRAF/MEK Inhibitors as a Potential Treatment Option in Metastatic Conjunctival Melanoma. Ocul Oncol Pathol 2017, 3（2）: 133-141.

[92] Zeng Y, Hu C, Shu L, Pan Y, Zhao L, Pu X, Wu F: Clinical treatment options for early-stage and advanced conjunctival melanoma. Surv Ophthalmol 2020.

[93] Karim R, Conway RM: Conservative resection and adjuvant plaque brachytherapy for early-stage conjunctival melanoma. Clin Exp Ophthalmol 2011, 39 (4): 293-298.

[94] Wuestemeyer H, Sauerwein W, Meller D, Chauvel P, Schueler A, Steuhl KP, Bornfeld N, Anastassiou G: Proton radiotherapy as an alternative to exenteration in the management of extended conjunctival melanoma. Graef Arch Clin Exp 2006, 244 (4): 438-446.

[95] Scholz SL, Herault J, Stang A, Griewank KG, Meller D, Thariat J, Steuhl KP, Westekemper H, Sauerwein W: Proton radiotherapy in advanced malignant melanoma of the conjunctiva. Graefes Arch Clin Exp Ophthalmol 2019, 257 (6): 1309-1318.

[96] Abt NB, Zhao J, Huang Y, Eghrari AO: Prognostic factors and survival for malignant conjunctival melanoma and squamous cell carcinoma over four decades. Am J Otolaryngol 2019, 40 (4): 577-582.

[97] Missotten GS, Keijser S, De Keizer RJ, De Wolff-Rouendaal D: Conjunctival melanoma in the Netherlands: a nationwide study. Invest Ophthalmol Vis Sci 2005, 46 (1): 75-82.

[98] Shields CL, Markowitz JS, Belinsky I, Schwartzstein H, George NS, Lally SE, Mashayekhi A, Shields JA: Conjunctival melanoma: outcomes based on tumor origin in 382 consecutive cases. Ophthalmology 2011, 118 (2): 389-395 e381-382.

[99] Zhou C, Wang Y, Jia R, Fan X: Conjunctival Melanoma in Chinese Patients: Local Recurrence, Metastasis, Mortality, and Comparisons With Caucasian Patients. Invest Ophthalmol Vis Sci 2017, 58 (12): 5452-5459.

[100] Esmaeli B, Wang X, Youssef A, Gershenwald JE: Patterns of regional and distant metastasis in patients with conjunctival

melanoma：experience at a cancer center over four decades. Ophthalmology 2001，108（11）：2101−2105.

[101] Jia S，Zhu T，Shi H，Zong C，Bao Y，Wen X，Ge S，Ruan J，Xu S，Jia R，Fan X：American Joint committee on Cancer （AJCC） tumor staging system predicts the outcome and metastasis pattern in conjunctival melanoma. Ophthalmology 2022，doi： https：//doi. org / 10. 1016 / j. ophtha.2022.02.029.

[102] 樊代明 . 整合肿瘤学·临床卷[M]. 北京：科学出版社，2021.

[103] 樊代明 . 整合肿瘤学·基础卷[M]. 西安：世界图书出版西安有限公司，2021.

第四篇 泪腺腺样囊性癌

第一章

泪腺腺样囊性癌流行病学和发病机制

泪腺腺样囊性癌（lacrimal gland adenoid cystic carcinoma，LGACC）是最常见的泪腺恶性上皮性肿瘤，占泪腺上皮性肿瘤的 25%~40%、泪腺恶性肿瘤的 13.4%、所有眼眶肿瘤的 1.6%。LGACC 可发生于任何年龄，40~60 岁居多，无性别差异。

LGACC 确切发病机制不清，现有研究多集中在对肿瘤组织标本的检测。LGACC 细胞中 MYB-NFIB 基因多呈阳性表达，MYB 及其下游靶基因常发生过表达，可能与 LGACC 进展有关。腺组织中 E-cadherin 呈强阳性表达，而 LGACC 中未见表达，表明 E-cadherin 表达下降可能是促进泪腺上皮性肿瘤发生及癌变的重要因素。低氧诱导因子（hypoxia inducible factor，HIF-1）α 在 LGACC 组织中高表达，可能与 VEGF 相互作用，促进 LGACC 细胞增殖与侵袭。基质金属蛋白酶（matrix metalloproteinases，MMP）-2、MMP-9、HIF-1α、

VEGF与LGACC的病理类型及复发相关。bcl-2表达强度与LGACC的恶性程度和复发率成正相关。Livin和Survivin在正常泪腺组织中低表达或不表达，在LGACC中高表达，且随肿瘤恶性程度越高，表达量越高。Caspase3在正常泪腺组织中高表达，在LGACC中的表达量随肿瘤恶性程度增加而下降。约半数LGACC患者存在致癌基因KRAS突变。此外，SKP2等也有报道在LGACC中高表达，但缺乏深入机制探索。

— 第二章 —————————————

LGACC 诊断

第一节 LGACC 症状

表 4-2-1 LGACC 症状

部位	症状
眼部症状[a]	单眼进行性眼球突出
	眼球向鼻下方移位
	眼眶外上方肿物
	上睑下垂
	眼球运动障碍
	视力下降
	屈光改变
神经侵犯症状[b]	疼痛（特征性）
	麻木

a肿瘤生长可在眶外上方形成肿物，并推挤眼球，引起眼球突出、向鼻下方移位、眼球运动障碍、上睑下垂。如果肿瘤明显压迫眼球，还可引起脉络膜皱褶、视力下降和屈光改变。
b肿瘤具有噬神经生长特性，可引起疼痛。

第二节 LGACC 诊断

根据病史、临床表现、影像学检查及病理检查明确 LGACC。

表 4-2-2 LGACC 诊断

症状	检查
眼部症状[a]	突眼度
	眼位
	眼球运动
影像学检查[b]	X 线计算机断层成像（CT）
	磁共振成像（MRI）
影像学检查[b]	B 超
	正电子发射计算机断层成像（PET-CT）
病理检查[c]	确诊标准

a.突眼度用突眼计进行测量。眼位和眼球运动应进行医学摄影。
b.影像学检查。应根据当地实际情况和患者经济情况决定，建议项目包括眼眶 CT 及增强 MRI、区域淋巴结（耳前、耳后、颌下、颈部等）超声、胸部 CT，腹盆部超声、CT 或 MRI。经济情况好的患者可行 PET-CT 检查。
c.病理检查。LGACC 无包膜或包膜不完整，呈浸润性生长，破碎易复发，目前不推荐手术活检。对可疑泪腺上皮性肿瘤，建议术中肿瘤完整切除送病理检查。

1 CT

常规采用平扫。对排查眼眶内扩散及头面部转移非常必要，可同时评估淋巴结大小。目前除应用于 LGACC 临床诊断及分期外，也常用于 LGACC 的疗效评价，瘤体测量、肺和骨等其他脏器转移评价。

2 MRI

常规采用平扫结合增强扫描方式，无辐射影响，组织分辨率高，可多方位、多序列参数成像，并能将形态与功能（包括弥散加权成像、灌注加权成像和波谱分析）整合成像技术能力，成为临床LGACC诊断、分期和疗效评价的常用影像技术。尤其对于可疑眼眶内复发、扩散及头面部转移病灶的性质判断非常必要。

3 US

US主要用于区域淋巴结性质判定以及腹部脏器转移的初步判断，为临床治疗方法选择及手术方案制定提供重要信息。实时超声造影技术可揭示转移灶的血流动力学改变，在鉴别和诊断小的肝转移、淋巴结转移等方面具优势。

4 PET-CT

PET-CT作用在于：①对肿瘤进行分期，通过一次检查能全面评价淋巴结转移及远处器官转移；②再分期，因PET功能影像不受解剖结构影响，可准确显示解剖结构发生变化后或解剖结构复杂部位的复发转移灶；③疗效评价，对抑制肿瘤活性的靶向药物，疗效评价更加敏感、准确；④指导放疗生物靶区的勾画和肿瘤病灶活跃区域的穿刺活检；⑤评价肿瘤的恶性程度和预后。常规 CT 对皮肤或皮下转移的诊断灵敏度较差，PET-CT 可弥补其不足。

—— 第三章 ————————————————

LGACC 的 CT 检查

CT可准确显示肿瘤生长方式及范围，也可清晰显示特征性骨改变。LGACC的CT检查技术规范，包括数据采集、图像后处理、重组方案等可参考我国《眼部CT和MRI检查及诊断专家共识》。

第一节　LGACC 的 CT 特点

LGACC在CT上显示为泪腺区软组织占位性病变，团块或结节状，边界不清，并侵犯周围组织，邻近骨壁常受侵犯呈虫蚀样改变。病变可沿眶外壁或眶顶向后蔓延，浸润眶脂肪，常形成明显的楔形尾端，表明肿瘤向眶后部浸润。严重者肿瘤可经眶顶、眶上裂向颅内蔓延，或经眶外壁侵犯蔓延至颞窝和颞肌。肿瘤内部可出现液化坏死腔或钙化斑。

怀疑LGACC时，应重点关注占位位置、大小、形态、边界、内部密度是否均匀、与眼球和周围组织关系、骨质受累情况、有无邻近组织侵犯。

第二节 影像鉴别

1 泪腺多形性腺瘤

为最常见的泪腺良性上皮性肿瘤。CT 显示为泪腺区椭圆形或类圆形软组织占位影，少数呈结节状。病变局限，边界清楚，密度不均，偶有钙化。泪腺窝骨质受肿瘤压迫，常表现为局部凹陷或吸收缺失，虫蚀样骨破坏少见。

2 皮样或表皮样囊肿

好发于颧额缝，多在儿童时期被发现。CT 表现为圆形或类圆形局限性占位性病变，内部呈低密度或明显分层样改变。增强扫描仅囊壁强化，病变内部不被对比剂强化。

3 淋巴瘤

常累及泪腺，多单侧受累，亦有双侧发病者，老年人居多。CT 多显示泪腺区弥漫软组织占位性病变，形状多不规则，与眼球呈铸造样改变，一般无压迫性骨凹陷或骨缺损。

4 泪腺型特发性炎症（炎性假瘤）

可表现为进展较快的眼睑红肿，伴疼痛，泪腺区肿块边界不清，可向眶后生长。但多为双眼发病，常合并眼外肌增粗、视神经鞘受累、眶内占位性病变等表现，无骨质破坏。糖皮质激素治疗有效。

—— 第四章 ——

LGACC 的 MRI 检查

当眼眶 CT 检查发现病变但不能确定其性质时，可考虑 MRI 进一步检查。MRI 对软组织敏感性高，除 CT 检查所能提供的信息外，还可清晰显示肿瘤内部信号的均匀程度、是否存在纤维组织间隔和液化坏死等信息，并有助于显示和评价肿瘤对眶上裂、中颅窝、颞肌等组织的浸润情况。此外，LGACC 术前 MRI 可更精准地确定病灶范围，较常规影像技术更有利于鉴别肿瘤复发和术后瘢痕。

LGACC 的 MRI 检查技术规范可参考我国《眼部 CT 和 MRI 检查及诊断专家共识》和《眼眶肿瘤和肿瘤样病变 3.0 T MR 检查与诊断专家共识》。

第一节　LGACC 的 MRI 特点

LGACC MRI 检查显示泪腺窝不规则或椭圆形肿块，T1WI 呈等信号，T2WI 呈高信号，信号不均匀，增强扫描明显不匀强化，TIC 呈流出型或平台型。

怀疑 LGACC 时，重点关注占位的位置、大小、形态、边界、T1及T2信号特点、增强方式、内部密度是否均匀、病灶与眼球和周围组织的关系，尤其是眶内结构是受压移位还是受侵犯；有无邻近组织侵犯，如颅前窝底、脑膜及脑实质是否受累；是否伴有多系统、多器官受累。注意与既往检查片对比。

第二节　影像鉴别

主要包括泪腺上皮来源的肿瘤及非泪腺上皮来源的特发性炎症、淋巴组织增生性病变和皮样囊肿等。

1　泪腺多形性腺瘤

T1WI呈低或等信号，T2WI呈高信号，信号不均匀，DWI显示扩散受限不明显，增强扫描不均匀强化，TIC呈持续上升型。

2　皮样囊肿

T1WI和T2WI呈高信号，信号均匀或不均匀，脂肪抑制序列上高信号被抑制，增强扫描囊壁强化，囊内容物不强化。

3　淋巴瘤或特发性炎症

双侧泪腺弥漫性增大，形态不规则，T1WI呈低或等信号，T2WI呈等或稍高信号，信号均匀，DWI显示扩散明显受限，增强后均匀强化，TIC曲线多呈平台型。

鉴于LGACC的病变原发于软组织泪腺，同时又可累及周围骨组织的特性，故在患者经济条件许可的情况下，建议同时采用增强MRI和CT进行联合检查，不仅可以提高疾病诊断的正确率，同时也可为后续制定科学合理的手术方案提供有价值的影像学参考。

第五章

LGACC 病理检查

第一节 LGACC 病理亚型

泪腺肿瘤组织学分类参考 2017 版 WHO 唾液腺肿瘤的组织学分类。LGACC 主要分为筛状型、管状型及实体型三种类型。大多数 LGACC 存在一种以上的组织学类型，常以某一种为主。

1 筛状型

最常见。肿瘤细胞形成圆形、卵圆形或不规则岛状上皮巢。上皮岛内，肌上皮细胞位于腔隙外周形成假囊腔，腔内为肌上皮细胞分泌的黏液样、基底膜样物质，形成筛孔样图像。

2 管状型

肿瘤细胞排列成导管样结构，由肌上皮细胞包绕中央的管腔形成的上皮结构，腔内物质强嗜酸性。

3 实体型

又称基底样型。最少见，分化较差。主要由腺上皮细胞构成，肿瘤细胞排列呈紧密团块样，形成圆形或者不规则的实性癌巢，囊性空隙较少，中间有纤维间隔，团块内可见坏死灶。

实体型的分化程度最低，预后最差；筛状型和管状型的分化程度中等，预后相对较好。因此，明确主要病理组织学类型对判断患者预后至关重要。

第二节 LGACC组织病理学报告内容

标本固定、取材、石蜡包埋等过程可参考我国《唾液腺肿瘤病理诊断规范》。病理学诊断报告应尽可能涵盖与患者治疗和预后相关的所有内容。

（1）肿瘤位置、外观、累及范围、3个径线大小及手术切缘情况。

（2）组织学分型分级：

Ⅰ级：筛状、管状为主，无实体型成分；

Ⅱ级：筛状、管状、实体型均有，但实体型≤30%；

Ⅲ级：筛状、管状、实体型均有，但实体型>30%，此时属于实体型。

（3）神经周围、血管、脉管、骨膜及骨浸润情况。

（4）Ki-67生长分数（Ki-67在免疫组织化学上阳性肿瘤细胞的百分比）。

第三节　免疫组织化学和分子病理检测

常用的免疫组织化学标志物推荐如下：细胞增殖指数 Ki-67（MIB-1），并对癌细胞中阳性染色细胞所占的百分比进行报告。腺上皮细胞：CAM5.2、细胞角蛋白（CK）7、CK8、CK19；肌上皮/基底细胞：p63、p40、平滑肌肌动蛋白（SMA）、Calp、CK14、S-100蛋白、波形蛋白。

MYB分离探针可用于LGACC辅助诊断。

第四节　LGACC分期

LGACC分期系统目前最广泛采用的是 AJCC 制订的TNM 分期系统，采用2017 年第 8 版。

表 4-5-1　LGACC 分期

T	原发肿瘤
TX	原发肿瘤无法评估
T0	无原发肿瘤存在证据
T1	肿瘤最大径≤2cm，伴或不伴眼眶软组织侵犯
T1a	无骨膜或骨质侵犯
T1b	仅骨膜侵犯
T1c	骨膜和骨质侵犯

T	原发肿瘤
T2	2cm<肿瘤最大径≤4cm
T2a	无骨膜或骨质侵犯
T2b	仅骨膜侵犯
T2c	骨膜和骨质侵犯
T3	肿瘤最大径>4cm
T3a	无骨膜或骨质侵犯
T3b	仅骨膜侵犯
T3c	骨膜和骨质侵犯
T4	肿瘤侵犯邻近组织，包括鼻窦、颞窝、翼窝、眶上裂、海绵窦、脑等
T4a	肿瘤最大径≤2cm
T4b	2cm<肿瘤最大径≤4cm
T4c	肿瘤最大径>4cm

N	区域淋巴结转移
NX	区域淋巴结无法评估
N0	无区域淋巴结转移
N1	有区域淋巴结转移

M	远处转移
M0	无远处转移
M1	有远处转移

N分期表示区域淋巴结情况，N分期金标准依赖淋巴结切除术后病理，CT、MRI及超声亦可辅助。
M分期表示远处转移。

— 第六章 —

LGACC 治疗

第一节　LGACC 治疗原则

（1）泪腺腺样囊性癌对放化疗均不敏感，治疗以手术切除为主。

（2）对 AJCC 分期<T3 者，若肿瘤未侵犯周围组织，可选择保留眼球的局部肿瘤切除术，术中避免肿瘤破碎导致肿瘤播散和复发；术后辅以放疗。

（3）对 AJCC 分期≥T3 者，局部肿瘤切除复发率高于眶内容物剜除术。故于术中行冰冻病理检查确认恶性后，行全部眶内容剜除术。若肿瘤侵犯邻近组织，须行扩大眶内容剜除术，术后辅以放疗。分期≥T3 的 LGACC 复发率、远处转移率及死亡率均明显高于分期<T3 者，即使行扩大切除术并联合放疗，亦难获较好预后。

（4）对部分 AJCC 分期≥T3 者，在能相对完整切除肿瘤、保护视神经和眼外肌、提上睑肌功能，并且患者能接受保眼手术高复发风险的情况下，也可以采用局部肿瘤切除术。

（5）眶壁骨质是肿瘤向外蔓延的屏障，目前尚无临床证据表明扩大切除骨壁可降低复发率和提高生存率。因此对可疑病变骨质进行咬切和烧灼，尽量保留正常眶壁。

第二节 LGACC 手术治疗

1 保眼手术

（1）麻醉：全麻。

（2）切口：外侧眉弓下S形切口或重睑延长切口，达外眦时水平转向外侧。注意保护面神经额支，外壁切口不超过3cm。

（3）分离：自切口向两侧分离暴露骨膜，范围上至眶上缘，下至眶下缘水平，牵张器扩大切口。

（4）游离骨瓣：沿眶外缘3~5mm弧形切开骨膜达眶上下缘水平，切口两端各做一横切口。骨膜剥离子分离眶内外骨膜。颞肌与眶颧骨缘处用电刀沿骨缘切开，剥离子贴骨壁将颞肌与眶骨分离。暴露眶外壁内外面后，脑压板保护眶内容、颞肌和皮肤，电锯锯开眶外壁上下部，深度10~12mm，骨钳折断眶外壁，游离骨瓣。注意观察有无骨破坏、骨吸收、骨压迹，必要时咬切、烧灼受累骨壁。

（5）娩出肿瘤：探查肿瘤位置及边缘，分别在肿瘤内上缘和外下缘切开骨膜，达肿瘤后极部，夹持骨膜，将泪腺肿瘤在直视下连骨膜一同切除，再将肿瘤与眶内软组织分离，包括肿瘤周围一定范围的组织。完全游离后完整取出肿瘤，注意全过程保护肿瘤完整性。

（6）骨瓣复位：探查无残余肿瘤，眶腔止血、冲洗后，复位骨瓣并用钛钉钛板固定，5-0可吸收线缝合骨膜。

（7）逐层缝合皮下组织和皮肤，加压包扎。

2　眶内容物剜除术

与保眼手术结合辅助治疗相比，眶内容物剜除术并不能提高LGACC的生存率。但对AJCC分期≥T3者，眶内容物剜除术后肿瘤复发率低于局部肿瘤切除术。

3　区域性淋巴结清扫

（1）根治性淋巴结清扫：B超提示腮腺或颈部淋巴结最大径>15mm，淋巴门结构欠清，结合颈部增强CT发现淋巴结环形强化，中央见液性暗区，以及PET-CT局部淋巴结糖代谢明显升高者，建议原发灶切除同时行颈淋巴结清扫及病理检查，条件欠佳的单位，也应于原发灶切除后尽量在短时间内安排患者至有条件单位行区域性淋巴结清除治疗。

（2）预防性淋巴结清扫：部分有条件的单位已尝试开展预防性颈淋巴结清扫，但对应的分期分级指征尚未达成共识。

第三节　LGACC 放射治疗

1　适应证

术后辅助放疗是 LGACC 的重要治疗方法，腺样囊性癌由于具有沿神经浸润的特性，原则上 LGACC 的患者均需术后联合放疗。放疗不限于术后病理或组织学检测提示有高危因素（肿瘤高级别、切缘阳性、脉管侵犯、周围神经浸润）的患者，T1 及 T2 期 LGACC 同样也推荐行术后放疗。对无法手术的 LGACC 患者，单纯放疗是常用的治疗模式，剂量通常为 66~70 Gy。

2　与手术治疗的时序配合

由于术后术区解剖结构存在动态变化，尤其是含有术腔血肿或积液，手术伤口愈合不良的患者，所以不推荐术后立即开始放疗。一般建议术后四周左右复查增强 MRI 及放疗定位，放疗在术后 4~6 周开始进行，一般不晚于 8 周。

3 照射靶区及剂量

放疗靶区应基于术前和术后影像，手术方式及术区范围，由放疗与眼科医师共同确定。靶区范围常规包括同侧海绵窦，及三叉神经眶下支的行径。剂量通常为60~66 Gy。若病理分型提示实体型或实体成分较高，靶区范围还应包括同侧Ⅷ区（腮腺区）、Ⅱ区淋巴引流区，给予54Gy/30Fx预防剂量。若颈部有阳性淋巴结，靶区范围应包括同侧颈部淋巴引流区（Ⅷ区，Ⅱ-Ⅳ区）。

4 照射技术

调强放疗技术是目前主流照射方法，在肿瘤控制及减少眼部放射损伤方面均显示良好效果。目前没有证据证明离子放疗（质子、中子、碳离子）或同期放化疗优于调强放疗。

第四节 LGACC化学治疗

1 静脉化疗

单独静脉化疗对ACC效果并不理想，并无标准化疗方案。静脉化疗一般在头颈部ACC中研究较多。目前采用的方案有以下几种。

（1）CAP方案：环磷酰胺、阿霉素、顺铂联合化疗，一般冲击（1~3天内）给药，21~28天为一疗程。

（2）CEF方案：顺铂、表柔比星、5-氟尿嘧啶联合化疗，21天为一疗程。

（3）CVF方案：环磷酰胺、长春新碱、5-氟尿嘧啶联合化疗。

此外，多激酶抑制剂仑伐替尼/乐伐替尼（Lenvatinib）在复发转移ACC具有一定的疗效。西妥昔单抗、吉西他滨在ACC中的应用亦有报道，但结果有待于进一步验证。

2 新辅助化疗

对于晚期肿瘤和高复发风险的患者，新辅助化疗是一种治疗选择。经动脉细胞减容化学治疗（intra—arterial cytoreductive chemotherapy，IACC）通过股动脉插管，经颈外动脉-吻合支-泪腺动脉径路将抗癌药（顺铂）直接注射至泪腺肿瘤附近，联合静脉使用阿霉素，使肿瘤体积缩小再进行手术切除，在肿瘤局部控制和提高总体生存率方面有一定作用。

IACC主要优势在于药物可直接输送到肿瘤床，可明显提高对肿瘤细胞的杀伤力，取得较佳的治疗效果，肿瘤体积缩小后利于手术治疗。

术前和术后复发肿瘤分别使用IACC并进行对比，

虽然均有一定减容效果，但术前IACC复发率和生存率明显优于术后复发LGACC。原因可能是术前泪腺动脉完整，充分发挥动脉灌注的作用，而后者已无正常泪腺动脉。

第七章

LGACC局部复发与转移诊疗

　　LGACC可经血行或淋巴结转移到肺、骨、肝、脑、腮腺等器官或组织，其中肺转移最常见，其次是骨、肝和脑。泪腺腺样囊性癌恶性度高，5年局部复发率29%~80%，转移率33%~67%，肿瘤相关死亡率19%~58%。

　　局部复发的危险因素包括神经周围浸润、肿瘤切缘阳性和较大的侵袭范围。病理为实体型者疾病特异性生存率更差。AJCC分期可用于预测LGACC的预后，肿瘤分期≥T3为局部复发、远处转移和肿瘤相关死亡的危险因素。与<T3期的肿瘤相比，≥T3期肿瘤的局部复发和远处转移的风险更高，总生存率更差。

　　复发者须行全身检查，明确肿瘤是否出现邻近组织结构蔓延或全身转移。复发性LGACC生长速度快，可广泛侵犯眶内软组织和周围骨质，并可蔓延至邻近组织结构。

第一节 LGACC术后复发与转移的检查及评估

表4-7-1 LGACC术后复发与转移的检查及评估

	检查
一般状况评估	1.既往史[a]
	2.眼科检查
确诊性检查	1.原发灶病理会诊[b]
	2.眼眶CT和增强MRI
	3.胸部X线或CT
	4.腹部B超
	5.PET/CT

a.应详细询问既往治疗史，特别是既往手术方式、术后病理，分期，切缘等情况，以及其他与治疗相关的重要病史信息。
b.确认复发转移后对原发灶的病理情况确诊及必要时进行病理会诊十分重要。特别是既往肿瘤切缘等状态未知，并进一步明确是否有特殊病理类型。并推荐对复发转移患者进行转移灶活检明确病变性质。

第二节 LGACC复发与转移的治疗

（1）对于复发性LGACC患者，无邻近组织结构蔓延者，须行全部眶内容摘除术，术后补充放疗。

（2）肿瘤侵犯鼻旁窦、颅内、颞窝等者，则须行扩大眶内容摘除术，将邻近骨质和受累软组织一并切除，以防止复发，术后补充放疗。

（3）淋巴结转移者行颈部淋巴结清扫术。

（4）有全身转移者，转至相关科室治疗。

第八章

LGACC 多学科整合诊疗

第一节 MDT to HIM 设置

LGACC的MDT to HIM科室包括眼科、神经外科、耳鼻喉科、口腔颌面外科、化疗科、放疗科、诊断科室（病理科、影像科、超声科、核医学科等）、护理部、心理学专家、营养支持及社会工作者（临终关怀）等。

第二节 MDT 人员组成及资质

1 医学领域成员（核心成员）

眼外科医师2名、放疗科1名、放射诊断1名、病理科1名、其他专业医师若干名（根据MDT to HIM需要加入，如神经外科、耳鼻喉科、口腔颌面外科、头颈外科等），所有参与MDT to HIM讨论的医师应具有副高级以上职称，有独立诊断和治疗能力，并有一定学识和学术水平。

2 相关领域成员（扩张成员）

临床护师 1~2 名和协调员 1~2 名。所有 MDT to HIM 参与人员应进行相应职能分配，包括牵头人、讨论专家和协调员等。

— 第九章 —

LGACC 患者随访与康复

第一节　总体目标

LGACC 的治疗后随访非常重要，目的在于评估治疗效果、早期发现复发病灶、监测和处理治疗相关并发症、促进功能康复等。

第二节　随访节点

（1）放疗期间每周眼科复诊，注意放射性白内障、视网膜病、干眼的检查。

（2）放疗结束后，前两年每三个月随访一次，第三至五年每六个月随访一次，五年以后每年随访一次。

第三节　随访内容

1　眼科检查

每年定期行全面眼部检查，包括视力、眼压、视野、裂隙灯、B超、突眼度、眼球运动等。

对眼局部的常见治疗副反应或并发症，需眼科医生在随访及治疗期间认真仔细检查，及时发现并作相应处理，若危及视力，应及时与相关放化疗医师沟通，在不影响治疗效果的前提下，可考虑适当调整治疗方案或换用药物。常见并发症包括眼表损伤，角膜缘干细胞缺损，并发性白内障，泪点闭锁，泪道阻塞，眶周放射性皮炎，眼压升高，眼部非特异性炎症等。

2 影像检查

眼眶增强磁共振检查是否有复发及脑转移，区域淋巴结（耳前、耳后、颌下、颈部等）超声，胸部CT，腹盆部超声检查排除远处转移。如临床怀疑肿瘤复发，若患者经济条件允许时可考虑行PET-CT检查。

3 其他检查

对接受颈部放疗的患者，推荐定期检查甲状腺功能以防止甲状腺功能减退。

参考文献

[1] 中华医学会眼科学分会眼整形眼眶病学组：中国泪腺上皮性
肿瘤诊疗专家共识（2021年）.中华眼科杂志2021，57
（9）：658–662.

[2] Von HS，Rasmussen PK，Heegaard S：Tumors of the lacrimal
gland. Seminars in Diagnostic Pathology 2016，33（3）：156–
163.

[3] Shields JA，Shields CL，Scartozzi R：Survey of 1264 patients
with orbital tumors and simulating lesions. Ophthalmology 2004，
111（5）：997–1008.

[4] Andreoli MT，Aakalu V，Setabutr P：Epidemiological Trends
in Malignant Lacrimal Gland Tumors. Otolaryngol Head Neck
Surg 2015，152（2）：279–283.

[5] Yeilta YS，AK Gündüz，Erden E，Shields CL：Lacrimal
gland tumors in Turkey：types，frequency，and outcomes. Int J
Ophthalmol 2018，11（08）：1296–1302.

[6] Koo JS，Yoon JS：Expression of Metabolism–Related Proteins
in Lacrimal Gland Adenoid Cystic Carcinoma. American Journal
of Clinical Pathology 2015，143（4）：584–592.

[7] Zhang M，Zhang J，Zhang H，Tang H：miR–24–3p Suppress-
es Malignant Behavior of Lacrimal Adenoid Cystic Carcinoma by
Targeting PRKCH to Regulate p53 / p21 Pathway. PLoS ONE
2016，11（6）：e0158433.

[8] Anjum S，Sen S，Pushker N，et al. Prognostic impact of
Notch1 receptor and clinicopathological High-Risk Predictors in
lacrimal gland adenoid cystic carcinoma. Acta Ophthalmol 2021，
99（8）：e1467–e1473.

[9] 刘辉，李永平，张文忻，林健贤.E-cadherin和β-catenin在
泪腺多形性腺瘤和腺样囊性癌中的表达.中华实验眼科杂

志，2010，28（9）：821-825.

[10] 尤金强，王平.p53、bcl-2和bax基因蛋白表达与眼眶泪腺腺样囊性癌的关系.中华医学杂志 2008，88（28）：1978-1982.

[11] Gündüz AK，Yeşiltaş YS，Shields CL：Overview of benign and malignant lacrimal gland tumors. Current Opinion in Ophthalmology 2018，29（5）：458-468.

[12] Chen T Y，Keeney MG，Chintakuntlawar AV，et al. Adenoid cystic carcinoma of the lacrimal gland is frequently characterized by MYB rearrangement. Eye 2017，31（5）：720-725.

[13] Hao J，Jin X，Shi Y，Zhang H：miR-93-5p enhance lacrimal gland adenoid cystic carcinoma cell tumorigenesis by targeting BRMS1L. Cancer Cell Int 2018，18（1）：72.

[14] Andreasen S，Tan Q，Agander TK，et al. Adenoid cystic carcinomas of the salivary gland，lacrimal gland，and breast are morphologically and genetically similar but have distinct microRNA expression profiles. Mod Pathol 2018，31（8）：1211-1225.

[15] Von HS，et al. Adenoid Cystic Carcinoma of the Lacrimal Gland：MYB Gene Activation，Genomic Imbalances，and Clinical Characteristics. Ophthalmology 2013，120（10）：2130-2138.

[16] Bell D，Sniegowski MC，Wani K，Prieto V，Esmaeli B：Mutational landscape of lacrimal gland carcinomas and implications for treatment：Mutational Landscape of Lacrimal Gland Carcinomas. Head & Neck 2016，38（S1）：E724-E729.

[17] Moskaluk CA：Adenoid Cystic Carcinoma：Clinical and Molecular Features. Head & Neck Pathol 2013，7（1）：17-22.

[18] Sant DW，TAO W，Field MG，et al. Whole Exome Sequencing of Lacrimal Gland Adenoid Cystic Carcinoma. Invest. Ophthalmol. Vis. Sci. 2017，58（6）：BIO240-BIO246.

[19] North JP，Mccalmont TH，Fehr A，et al. Detection of MYB Alterations and Other Immunohistochemical Markers in Primary Cutaneous Adenoid Cystic Carcinoma. American Journal of Surgical Pathology 2015，39（10）：1347-1356.

[20] Tse DT，Benedetto P，Morcos JJ，et al. An Atypical Presentation of Adenoid Cystic Carcinoma of the Lacrimal Gland. American Journal of Ophthalmology2006，141（1）：187-189.

[21.] 樊代明.整合肿瘤学：头胸部肿瘤分册.上海：上海科学技术出版社，2021.

[22] Branson SV，Mcclintic E，Yeatts RP：Bilateral Adenoid Cystic Carcinoma of the Orbit. Ophthalmic Plastic & Reconstructive Surgery 2017，33（3S）：S124-S125.

[23] Venkitaraman R，Madhavan J，Ramachandran K，Abraham E，Rajan B：Primary Adenoid Cystic Carcinoma Presenting as an Orbital Apex Tumor. Neuro-Ophthalmology 2008，32（1）：27-32.

[24] Schwartz TM. Adenoid cystic carcinoma presenting with bilateral orbital extension without lacrimal gland involvement. DJO 2018，24（1）：1-5.

[25] Geiger JL，Ismaila N，Beadle B，et al. Management of Salivary Gland Malignancy：ASCO Guideline 2021，39（17）：1909-1941.

[26] Kim YJ，Kim YS，Chin S，et al. Cytoplasmic and nuclear leptin expression in lacrimal gland tumours：a pilot study. Br J Ophthalmol 2015，99（9）：1306-1310.

[27] Von HS，Coupland SE，Briscoe D，Le Tourneau C，Heegaard S：Epithelial tumours of the lacrimal gland：a clinical，histopathological，surgical and oncological survey. Acta Ophthalmologica 2013，91（3）：195-206.

[28] Wright JE，Rose GE，Garner A：Primary malignant neoplasms of the lacrimal gland. Br J Ophthalmol 1992，76（7）：

眼肿瘤

参考文献

401-407.

[29] 中华医学会放射学分会头颈学组.眼部CT和MRI检查及诊断专家共识.中华放射学杂志 2017，51（9）：648-653.

[30] 首都医科大学眼部肿瘤临床诊疗与研究中心，中华医学会放射学分会头颈学组.眼眶肿瘤和肿瘤样病变3.0 T MR检查与诊断专家共识.中华放射学杂志，2021，55（10）：1008-1023.

[31] Kalemaki M，Karantanas A，Exarchos D，et al：PET/CT and PET / MRI in ophthalmic oncology（Review）. Int J Oncol 2020，56（2）：417-429.

[32] 冯莉莉，鲜军舫，燕飞，等.动态增强扫描磁共振及扩散加权成像对泪腺淋巴瘤和炎性假瘤的鉴别诊断价值.中华医学杂志 2017，97（7）：487-491.

[33] Qin W，Chong R，Huang X，Liu M，Yin ZQ：Adenoid cystic carcinoma of the lacrimal gland：CT and MRI findings. European Journal of Ophthalmology2012，22（3）：316-319.

[34] Williams MD，Al-zubidi N，Debnam JM，et al：Bone Invasion by Adenoid Cystic Carcinoma of the Lacrimal Gland：Preoperative Imaging Assessment and Surgical Considerations. Ophthalmic Plastic & Reconstructive Surgery2010，26（6）：403-408.

[35] Shields JA，Kligman BE，Mashayekhi A，Shields CL：Acquired Sessile Hemangioma of the Conjunctiva：A Report of 10 Cases. American Journal of Ophthalmology 2011，152（1）：55-59.e1.

[36] Shields CL，Shields JA，Eagle RC，Rathmell JP：Clinicopathologic Review of 142 Cases of Lacrimal Gland Lesions. Ophthalmology 1989，96（4）：431-435.

[37] 中华口腔医学会口腔病理学专业委员会.唾液腺肿瘤病理诊断规范.中华病理学杂志，2021，50（3）：185-189.

[38] Chawla B，Kashyap S，Sen S，et al：Clinicopathologic Re-

view of Epithelial Tumors of the Lacrimal Gland. Ophthalmic Plastic & Reconstructive Surgery 2013, 29 (6): 440-445.

[39] Tellado MV, McLean IW, Specht CS, Varga J: Adenoid Cystic Carcinomas of the Lacrimal Gland in Childhood and Adolescence. Ophthalmology 1997, 104 (10): 1622-1625.

[40] Von HS. Tumours of the lacrimal gland. Epidemiological, Clinical and Genetic Characteristics. Acta Ophthalmol 2013, 91 (6): 1-28.

[41] Khalil M, Arthurs B: Basal cell adenocarcinoma of the lacrimal gland. Ophthalmology 2000, 107 (1): 164-168.

[42] Huang Z, Pan J, Chen J, et al: Multicentre clinicopathological study of adenoid cystic carcinoma: A report of 296 cases. Cancer Med 2021, 10 (3): 1120-1127.

[43] Font RL, Valle MD, Avedaño J, Longo M, Boniuk M: Primary Adenoid Cystic Carcinoma of the Conjunctiva Arising From the Accessory Lacrimal Glands: A Clinicopathologic Study of Three Cases. Cornea 2009, 27 (4): 494-497.

[44] Zeng J, Shi J, Li B, et al: Epithelial tumors of the lacrimal gland in the Chinese: a clinicopathologic study of 298 patients. Graefes Arch Clin Exp Ophthalmol 2010, 248 (9): 1345-1349.

[45] Lin YC, Chen KC, Lin CH, et al: Clinicopathological features of salivary and non-salivary adenoid cystic carcinomas. International Journal of Oral and Maxillofacial Surgery 2012, 41 (3): 354-360.

[46] Penner CR., Folpe AL, Budnick SD: C-kit Expression Distinguishes Salivary Gland Adenoid Cystic Carcinoma from Polymorphous Low-Grade Adenocarcinoma. Mod Pathol 2002, 15 (7): 687-691.

[47] Liao Y, Zeng H, Wang X, et al: Expression patterns and prognostic significance of inhibitor of apoptosis proteins in ade-

noid cystic carcinoma and pleomorphic adenoma of lachrymal gland. Experimental Eye Research 2009, 88（1）：4-11.

[48] Mendoza PR., Jakobiec FA, Krane JF：Immunohistochemical Features of Lacrimal Gland Epithelial Tumors. American Journal of Ophthalmology 2013, 156（6）：1147-1158.e1.

[49] 中国临床肿瘤学会（CSCO）头颈部肿瘤诊疗指南. 人民卫生出版社 2019.

[50] 柳睿，马建民：泪腺腺样囊性癌的临床治疗方式. 国际眼科纵览 2019, 43（6）：415-420.

[51] 简天明，孙丰源. 泪腺腺样囊性癌的分期及临床治疗进展. 国际眼科杂志 2020, 20（7）：1187-1191.

[52] Woo KI, Yeom A, Esmaeli B：Management of Lacrimal Gland Carcinoma：Lessons From the Literature in the Past 40 Years. Ophthalmic Plastic & Reconstructive Surgery 2016, 32（1）：1-10.

[53] Woo KI, Kim YD, Sa HS, Esmaeli B：Current treatment of lacrimal gland carcinoma. Current Opinion in Ophthalmology 2016, 27（5）：449-456.

[54] Mallen ST, Clair J, Arshi A, Tajudeen B, et al：Epidemiology and Treatment of Lacrimal Gland Tumors：A Population-Based Cohort Analysis. JAMA Otolaryngol Head Neck Surg 2014, 140（2）：1110-1116.

[55] Hung JY, Wei YH, Huang CH, et al：Survival outcomes of eye-sparing surgery for adenoid cystic carcinoma of lacrimal gland. Jpn J Ophthalmol 2019, 63（4）：344-351.

[56] Simon GJ, Schwarcz RM, Douglas R, et al：Orbital exenteration：One size does not fit all. American Journal of Ophthalmology 2005, 139（1）：11-17.

[57] Esmaeli B, Ahmadi MA, Youssef A, et al：Outcomes in Patients with Adenoid Cystic Carcinoma of the Lacrimal Gland. Ophthalmic Plastic & Reconstructive Surgery 2004, 20（1）：

22–26.

[58] Han J，Kim YD，Woo KI，Sobti D：Long–Term Outcomes of Eye–Sparing Surgery for Adenoid Cystic Carcinoma of Lacrimal Gland. Ophthalmic Plastic & Reconstructive Surgery 2018，34（1）：74–78

[59] Rose GE，Gore SK，Plowman NP：Cranio–orbital Resection Does Not Appear to Improve Survival of Patients With Lacrimal Gland Carcinoma. Ophthalmic Plastic & Reconstructive Surgery 2019，35（1）：77–84.

[60] Yang J，Zhou C，Wang Y，FanX，Jia R：Multimodal therapy in the management of lacrimal gland adenoid cystic carcinoma. BMC Ophthalmol 2019，19（1）：125.

[61] Yamashita K，Yotsuyanagi T，Sugai A，et al. Full–thickness total upper eyelid reconstruction with a lid switch flap and a reverse superficial temporal artery flap. Journal of Plastic，Reconstructive & Aesthetic Surgery 2020，73（7）：1312–1317.

[62] Andrade JP，Figueiredo S，Matias J，Almeida AC：Surgical resection of invasive adenoid cystic carcinoma of the lacrimal gland and wound closure using a vertical rectus abdominis myocutaneous free flap. BMJ Case Reports 2016，bcr2015209473.

[63] Ioakeim IM，MacDonald SM. Evolution of Care of Orbital Tumors with Radiation Therapy. J Neurol Surg B Skull Base 2020，81（04）：480–496.

[64] 唐东润，宋国祥，孙丰源，等.眼眶泪腺腺样囊性癌手术联合放疗的疗效观察.中华实验眼科杂志，2002（1）：69–71.

[65] Sanders JC，Mendenhall WM，Werning JW：Adenoid cystic carcinoma of the lacrimal gland. American Journal of Otolaryngology 2016，37（2）：144–147.

[66] Lin YH，Huang SM，Yap WK，et al：Outcomes in patients with lacrimal gland carcinoma treated with definitive radiotherapy or eye–sparing surgery followed by adjuvant radiotherapy.

Radiation Oncology 2020, 15 (1): 156.

[67] Gore SK, Plowman NP, Dharmasena A, Verity DH, Rose GE: Corneal complications after orbital radiotherapy for primary epithelial malignancies of the lacrimal gland. Br J Ophthalmol 2018, 102 (7): 882-884.

[68] Lesueur P, Rapeaud E, De ML, et al: Adenoid Cystic Carcinoma of the Lacrimal Gland: High Dose Adjuvant Proton Therapy to Improve Patients Outcomes. Front. Oncol 2020, 10, 135.

[69] Holliday EB, Esmaeli B, Pinckard J, et al: A Multidisciplinary Orbit-Sparing Treatment Approach That Includes Proton Therapy for Epithelial Tumors of the Orbit and Ocular Adnexa. International Journal of Radiation Oncology*Biology*Physics 2016, 95 (1): 344-352.

[70] Roshan V: Adjuvant Radiotherapy with Three-Dimensional Conformal Radiotherapy of Lacrimal Gland Adenoid Cystic Carcinoma. JCDR 2015, 9 (10): XC05-XC07.

[71] Meel R, Pushker N, Bakhshi S: Adjuvant chemotherapy in lacrimal gland adenoid cystic carcinoma. Pediatr. Blood Cancer 2009, 53 (6): 1163-1164.

[72] Jang SY, Kim DJ, Kim CY, et al: Neoadjuvant intra-arterial chemotherapy in patients with primary lacrimal adenoid cystic carcinoma. Cancer Imaging 2014, 14 (1): 19.

[73] Le TC, Razak AR, Levy C, et al: Role of chemotherapy and molecularly targeted agents in the treatment of adenoid cystic carcinoma of the lacrimal gland. Br J Ophthalmol 2011, 95 (11): 1483-1489.

[74] Tse DT, Benedetto P, Dubovy S, Schiffman JC, Feuer WJ: Clinical Analysis of the Effect of Intraarterial Cytoreductive Chemotherapy in the Treatment of Lacrimal Gland Adenoid Cystic Carcinoma. American Journal of Ophthalmology 2006, 141

(1): 44-53.e1.

[75] Tse DT, Finkelstein SD, Benedetto P, et al: Microdissection
Genotyping Analysis of the Effect of Intraarterial Cytoreductive
Chemotherapy in the Treatment of Lacrimal Gland Adenoid Cys-
tic Carcinoma. American Journal of Ophthalmology 2006, 141
(1): 54-61.e1.

[76] Esmaeli B: Does Intra-arterial Chemotherapy Improve Survival
for Lacrimal Gland Adenoid Cystic Carcinoma? Ophthalmology
2014, 121 (1): e7-e8.

[77] Tse DT, Kossler AL, Feuer WJ, Benedetto PW: Long-Term
Outcomes of Neoadjuvant Intra-arterial Cytoreductive Chemo-
therapy for Lacrimal Gland Adenoid Cystic Carcinoma. Ophthal-
mology 2013, 120 (7): 1313-1323.

[78] Jiang T, Jiang J, Wang R, Xiao L, Wang Y: Chemotherapy
for the Treatment of Adenoid Cystic Carcinoma. Hans Journal of
Ophthalmology 2015, 04 (03): 57-68.

[79] Fellman M, Carter K, Call CB, Esmaeli B: Disease recur-
rence after intraarterial chemotherapy in 2 patients with adenoid
cystic carcinoma of lacrimal gland. Canadian Journal of Oph-
thalmology 2013, 48 (2): e17-e18.

[80] Bernardini FP, Devoto MH, Croxatto JO: Epithelial tumors
of the lacrimal gland: an update. Current Opinion in Ophthal-
mology 2008, 19 (5): 409-413.

[81] Meldrum ML, Tse DT, Benedetto P: Neoadjuvant Intracarot-
id Chemotherapy for Treatment of Advanced Adenocystic Carci-
noma of the Lacrimal Gland. Arch Ophthalmol 1998, 116 (3):
315-321.

[82] Tse DT: Clinical And Microdissection Genotyping Analyses Of
The Effect Of Intra-arterial Cytoreductive Chemotherapy In The
Treatment Of Lacrimal Gland Adenoid Cystic Carcinoma. Trans
Am Ophthalmol Soc 2005, 103, 337-367.

眼肿瘤

参考文献

[83] Wolkow N, Jakobiec FA, Afrogheh AH, et al: PD-L1 and PD-L2 Expression Levels Are Low in Primary and Secondary Adenoid Cystic Carcinomas of the Orbit: Therapeutic Implications. Ophthalmic Plastic & Reconstructive Surgery 2020, 36 (5): 444-450.

[84] Ahmad SM, Esmaeli B, Williams M, et al: American Joint Committee on Cancer Classification Predicts Outcome of Patients with Lacrimal Gland Adenoid Cystic Carcinoma. Ophthalmology 2009, 116 (6): 1210-1215.

[85] Park J, Kim HK, Kim WS, Bae TH: Extensive and aggressive growth of adenoid cystic carcinoma in the lacrimal gland. Arch Craniofac Surg 2020, 21 (2): 114-118.

[86] Tang W, Hei Y, Xiao L: Recurrent orbital space-occupying lesions: a clinicopathologic study of 253 cases. Chin J Cancer Res 2013, 25 (4): 423-429.

[87] International Head And Neck Scientific Group: Cervical lymph node metastasis in adenoid cystic carcinoma of the sinonasal tract, nasopharynx, lacrimal glands and external auditory canal: a collective international review. The Journal of Laryngology & Otology 2016, 130 (12): 1093-1097.

[88] Jedrych J, Galan A: Multiple cutaneous metastases: a rare and late sequelae of lacrimal gland adenoid cystic carcinoma: Metastatic adenoid cystic carcinoma. J Cutan Pathol 2013, 40 (3): 341-345.

[89] Ford J, Rubin ML, Frank SJ, et al: Prognostic factors for local recurrence and survival and impact of local treatments on survival in lacrimal gland carcinoma. Br J Ophthalmol 2021, 105 (6): 768-774.

[90] Nakamura, Miyachi: Cutaneous metastasis from an adenoid cystic carcinoma of the lacrimal gland: CORRESPONDENCE. British Journal of Dermatology 1999, 141 (2): 373-374.

[91] Kaur A，Harrigan MR，MeKeever PE，Ross DA：Adenoid Cystic Carcinoma Metastatic to the Dura：Report of Two Cases. Journal of Neuro-Oncology 1999，44（3）：267-273.

[92] Nie KK，Xu J，Gao C，et al：Successful Treatment of Erlotinib on Metastatic Adenoid Cystic Carcinoma of the Lacrimal Gland. Chinese Medical Journal 2018，131（4）：1746-1747.

[93] Bowen RC，Ko HC，Avey GD，et al：Personalized Treatment for Lacrimal Sac Adenoid Cystic Carcinoma：Case Report and Literature Review. Practical Radiation Oncology 2019，9（3）：136-141.

[94] Bonanno A，Esmaeli B，Fingeret MC，Nelson DV，Weber RS：Social Challenges of Cancer Patients With Orbitofacial Disfigurement. Ophthalmic Plastic & Reconstructive Surgery 2010，26（1）：18-22.

[95] 樊代明.整合肿瘤学·临床卷[M].北京：科学出版社，2021.

[96] 樊代明.整合肿瘤学·基础卷[M].西安：世界图书出版西安有限公司，2021.

第五篇 葡萄膜黑色素瘤

前言

　　葡萄膜黑色素瘤（uveal melanoma，UM）是成人最常见的原发性眼内恶性肿瘤，严重危害患者的生命及视功能。约50%的UM患者最终发生远处转移，但只有不到4%的患者在初诊时可检测到转移。许多患者在就诊时可能已经存在临床上无法检测到的微转移，因此目前认为UM是一种全身性疾病。

第一章

发病机制

UM发病机制与分子遗传、环境及细胞免疫等密切相关。UM细胞常包含1、3、6和8号染色体畸变。其中，3号染色体单体性是最常见的核型畸变，可见于50%~60%的患者。3号染色体单体与恶性肿瘤特征和组织病理学因素密切相关，预示不良预后。3号染色体缺失通常伴随8号染色体长臂扩增，患者转移风险更高。抑癌基因BAP1（3p21.1）突变与3号染色体中的单个等位基因之间经常存在关联。UM中其他少见的异常包括：①染色体1p缺失，与3号染色体单体性相关；②6号染色体倍增，这是与良好的预后和非转移性疾病相关的唯一"保护性"细胞遗传学改变。

UM主要包括如下基因突变：GNAQ（G蛋白α亚基q）、GNA11（G蛋白α亚基11），CYSLTR2（半胱氨酰白三烯受体2）、PLCB4（磷脂酶C-β4），BAP1（BRCA1-相关蛋白1）、SF3B1（剪接因子3B亚基1）、SRSF2（富含丝氨酸和精氨酸的剪接因子2）、EIF1AX

（X连锁真核翻译起始因子1A）。其中GNAQ和GNA11的突变存在于91%的UM患者中，被认为是致癌作用的主要驱动力。这些突变发生在G蛋白偶联受体（GPCR）的α亚基中，致使Gα11/Q途径激活，进而触发了MEK（促分裂原激活的激酶）、蛋白激酶C和YAP（是相关蛋白）等多个相关通路，驱动UM恶变。

近期，国内学者发现表观遗传因素亦参与调控UM发展。例如，lncROR可排斥组蛋白H3K9甲基化修饰酶G9a在基因组的锚定，解除对癌基因TESC抑制作用，促进UM恶性转变。在此基础上，染色体构象捕获实验发现，lncROR核心启动区和其上游DNA形成由SMC1蛋白介导的染色体内环构象，激活内源性lncROR表达，促进UM发生。不仅如此，UM细胞中神经降压素（NTS）启动子区形成异常染色体激活构象，促进NTS高表达并增强UM细胞增殖和迁移能力。同时，组蛋白乳酸酰化激活YTH-N6-甲基腺苷RNA结合蛋白2（YTHDF2）表达，进一步调控p53、周期基因1（PER1）等关键RNA底物的半衰期，促进抑癌基因的RNA降解，促进UM恶性转变。值得一提的是，m6A甲基化通过调控抑癌蛋白编码RNA组氨酸三合核苷酸结合蛋白2（HINT2）翻译能力，从而抑制葡萄膜黑色素瘤细胞增殖和迁移。这些结果说明，表观遗传失衡是促进UM恶变的重要因素。

—— 第二章 ———————————————

检查诊断

第一节 症状和体征

UM 通常表现为持续的闪光感、眼前黑影，视物遮挡或视力丧失，部分病人没有症状。

UM 通常表现为棕色的圆顶状团块，包括色素性肿瘤（55%），无色素性肿瘤（15%）以及混合色素性肿瘤（30%）。82% 虹膜黑色素瘤是色素性肿瘤，虹膜黑色素瘤最常见于下象限（45%），并引起瞳孔变形，继发性青光眼，虹膜外翻，前房积血，在前房播散和眼外蔓延。虹膜黑色素瘤包括局限性（90%）或弥漫性（10%）。结节性虹膜黑色素瘤通常呈圆顶状，合并扩张的滋养血管。弥漫性虹膜黑色素瘤因色素弥散无明显肿块而表现为虹膜变黑。虹膜黑色素瘤非常罕见，通常由于虹膜颜色变化（异色症）、瞳孔变形或继发青光眼引起眼痛而被偶然发现。继发性青光眼的发生是由于前房角直接压迫，肿瘤浸润至前房角，或小梁网中肿瘤细胞、色素或载有色素的巨噬细胞的聚集导致流出阻塞。

睫状体黑色素瘤因病变隐藏在虹膜后，早期患者鲜有临床症状，直到出现晶状体移位，视网膜脱离或巩膜外蔓延等症状时被发现。通常发现即为晚期，肿瘤平均基底宽度为11.7mm，厚度为6.6mm。散瞳后可在晶状体后看到肿块。通常存在巩膜外层的滋养血管，称为前哨血管，可作为潜在黑色素瘤的线索。

脉络膜黑色素瘤的形态分为以下三种，圆顶型（75%）、蘑菇型（20%）和弥漫型（5%）。发现时肿瘤平均基底宽度为11.3mm，平均厚度为5.5mm。蘑菇型UM是因肿瘤穿透Bruch膜并突出到视网膜下间隙时形成，呈双叶状。弥漫性黑色素瘤是扁平的，易被误认为脉络膜痣。UM无视网膜供体血管，常引起渗出性视网膜脱离。有时会合并玻璃体出血，造成视物模糊。

第二节　眼科检查

需对视力、眼压、眼前节情况、眼底进行全面的检查。裂隙灯生物显微镜检查和间接检眼镜是主要检查方法，有时也需联合房角镜检查和透照检查法。所有患者均通过裂隙灯生物显微镜对眼前段进行评估，并通过间接检眼镜对眼后段进行评估，以确定肿瘤的位置，形状，色素沉着，血管分布，瘤体边缘形态，距黄斑和视盘的距离，睫状体和角膜受累情况，前部巩膜外蔓延。以及是否存在被确定为脉络膜痣恶变的继发病变，如巩膜表层的前哨血管，白内障，视网膜下积液或瘤体的橙色色素。前房角镜检查可以确定虹膜或睫状体黑色素瘤累及前房角的情况。UM合并角膜浸润以及继发青光眼与高转移风险相关。透照检查法是通过经巩膜或经瞳孔照明实现，以确定睫状体受累的程度。在结膜或角膜上放置光照，通过瘤体在巩膜上投射阴影，从而确定肿瘤的范围。

第三节 影像学检查

1 眼前节及眼底照相

眼前节照相可以客观的记录虹膜及睫状体肿瘤的分布、形态、色素、滋养血管、巩膜外蔓延、巩膜前哨血管等病变，以及晶体及瞳孔的位置和形态。对于睫状体和脉络膜黑色素瘤，需充分散大瞳孔进行检查。检查时需同时记录周边眼底情况，以明确肿瘤及其渗出性视网膜脱离的位置及范围。超广角眼底成像技术可更为完整地显示出瘤体范围、大小以及与黄斑、视盘的关系；对于分散的多发性脉络膜黑色素瘤可同时成像；对于合并渗出性视网膜脱离者，则能更全面显示出视网膜脱离范围、程度以与瘤体的关系等。传统眼底照相对瘤体表面细节、颜色、色素分布情况更为清晰及客观，可两者结合用于UM病情评估。

2 超声检查及超声生物显微镜检查（ultrasound biomicroscopy，UBM）

超声检查是明确后节UM大小最常用的检查方式，对于后节UM的筛查、诊断、治疗、随访的至关重要。眼部A型超声检查中，UM表现出中等偏低的内部反射率，在肿瘤顶点上出现了一个高峰值，然后随着声波传播穿过肿块，反射率逐渐降低。UM在B型超声上的经典表现为显示圆顶，蘑菇形或平坦形，挖空征阳性（+），并合并脉络膜凹陷。超声检查还可以揭示肿瘤是否侵犯眼眶。彩色多普勒血流超声可通过检测病变内的血供及血流情况，明确实体瘤而非出血。对UM患者，在常规超声检查的基础上进行超声造影检查，可以对肿瘤内部血流灌注进行动态的观察，通过对图像的后处理分析，获得灌注曲线和定量诊断参数。典型的UM具有恶性肿瘤的循环代谢特点，超声造影时间-强度曲线表现为快进快出型。北京同仁眼科中心自2007年以来共进行眼超声造影检查患者1500余例，未见过敏等不良反应发生，UM的诊断符合率达93.7%。

超声生物显微镜常用于眼前节肿瘤的检查与诊断

中，由于其分辨率高，可清晰观察病变内部细微结构及是否侵犯周围组织，用于成像和测量虹膜和睫状体肿瘤。这对于确定睫状体黑色素瘤的大小，是否合并巩膜外的扩散以及确定虹膜肿瘤是否侵入睫状体十分重要。

3 磁共振成像检查

磁共振成像（magnetic resonance imaging，MRI）在 UM 成像及与眼眶关系（尤其是大肿瘤）方面比 CT 更有价值，可以检测出巩膜外肿瘤扩散。MRI 具有很高的分辨率，UM 在 T1 加权图像上显示高信号影，在 T2 加权图像上显示出低信号影。在使用钆造影剂的增强 MRI 上，UM 显示出增强高信号影，可用于鉴别玻璃体或视网膜下出血。眼眶 CT 较少用 UM 的诊疗中，但对于大肿瘤成像或眼眶侵犯有价值。对于大多数 UM 而言，超声检查足以进行成像，但 MRI 可以用于测量睫状体 UM 的基底直径。

4 荧光素血管造影及吲哚菁绿血管造影检查

在荧光素血管造影上，UM 在静脉期缓慢充盈呈斑驳状高荧光，晚期肿瘤呈弥漫状高荧光渗漏。典型的 UM 可见视网膜血管和肿瘤血管呈双循环模式。对于放射治疗后的肿瘤，荧光素血管造影可见视网膜前或视网膜下的新血管形成，是放疗造成的放射性视网膜病变。对于黄斑区的 UM，因瘤体色素、致密的肿瘤细胞或缺乏明显肿瘤内血管的原因，吲哚菁绿血管造影显示瘤体内不可见脉络膜血管。周边部的 UM 可突破 Bruch 膜增大吲哚菁绿血管造影可见肿瘤处视网膜血管管径接近或较小且走行紊乱，伴有环形、平行无交联或者平行并交联、弓形等异常形态的肿瘤内部血管。

5　光学相干断层成像（optical coherence tomography，OCT）

OCT 主要针对眼后段进行成像。OCT 可显示细微的视网膜异常，例如视网膜下积液，视网膜内水肿，橙色色素和脉络膜病灶的横截面构造。扫描深度的增加可以对玻璃体、视网膜、脉络膜甚至巩膜进行成像，对于 UM 的早期检测，及与脉络膜痣的鉴别具有意义。与超声检查相比，OCT 在测量小 UM（厚度小于 3mm）厚度方面更有优势。在 OCT 上，UM 呈圆顶状，较少有视网膜浸润。肿瘤可压迫脉络膜血管，特别是脉络膜毛细血管。若合并视网膜下液，光感受器层形态不规则，可能是由于增多的巨噬细胞聚集在视网膜下。前段 OCT 适用于虹膜黑色素瘤，但可因色素沉着，造成肿瘤基底边缘模糊不清。光学相干断层扫描血管成像（optical coherence tomography angiography，OCTA）主要用于检测放疗后的黄斑微血管病变以对其进行治疗。

6　正电子发射计算机断层显像

正电子发射计算机断层显像（PET-CT）PET-CT扫描对UM患者的肝转移显示出高敏感性和较高预测价值，可以早期发现肿瘤复发和眼外转移，提高肿瘤分期的准确性，对患者的治疗和随访有很大的价值。PET-CT还可以用于监控UM的全身转移灶和发现脉络膜转移癌的原发灶。对于晚期转移的患者，PET-CT可以用于肿瘤的TNM分期。尽管PET/CT检查很昂贵，但早期发现隐匿性转移灶使患者获益更大，对于高度怀疑UM转移的患者，PET-CT很有必要。

7　组织病理学检查

UM大体外观多样，呈扁平形、半球形、球形及蕈伞形（亦有称之为蘑菇形）。瘤体可能是有色素的，无色素的或两者的混合物。如果肿瘤穿透Bruch膜呈蘑菇状，则穿过Bruch膜的部分挤压致肿瘤血管扩张、充血。UM的眼外扩散通常通过涡静脉或经巩膜的神经或血管。UM通常为垂直生长，可突破Bruch膜向眼内生长，甚至穿过视网膜进入玻璃体，也可以经巩膜导管扩散或者直接巩膜浸润，即向眼内、眼外双侧进行挤压和浸润。超50%的中、大型肿瘤存在巩膜浸润，而巩膜外扩散的比例为5%~15%，肿瘤的视神经侵犯较少见（2%~7%）。UM最重要的免疫组化标记是HMB45，S100，Vimentin，Melan-A，MITF，酪氨酸酶和SOX10。

UM由多种成分组成，包括肿瘤细胞、浸润性巨噬细胞、淋巴细胞、成纤维细胞和血管。UM组织学类型分为4类：梭形细胞型、上皮样细胞型、混合细胞型和坏死型。由至少90%梭形细胞组成的黑色素瘤是梭形细胞型黑色素瘤，由至少90%的上皮样细胞构成的肿瘤是上皮样细胞型黑色素瘤。由至少10%的上皮样细胞和至多90%的梭形细胞构成的为混合细胞型黑色素瘤，是最常见的类型。

预测UM预后的组织病理学特征包括肿瘤细胞类型，有丝分裂活性，十个最大核仁的平均直径（mean diameter of ten largest nucleoli，MLN），微血管密度（microvascular density，MVD），血管外基质的模式，肿瘤浸润淋巴细胞，肿瘤浸润巨噬细胞以及胰岛素样生长因子-1受体（insulin-like growth factor-1 receptor，IGF-1R）的表达。肿瘤细胞类型是重要的预后因素之一。梭形细胞型UM的预后最好，混合细胞UM为中级，上皮样细胞型UM的预后最差。有丝分裂活动旺盛、细胞增殖高的肿瘤的预后较差。在免疫组化标记物中，Ki-67 是肿瘤细胞增殖的标志物。

MLN 可以在银或苏木精染色的切片上进行测量，与不良的预后有关，较大的 MLN 是黑色素瘤相关死亡率的独立预测因子。MVD 是对肿瘤血管的定量测量。高 MVDUM 患者的生存期缩短。肿瘤的血管外基质中微血管环的存在是黑色素瘤相关死亡的独立预测因子。UM 中的闭合血管环是与转移性黑色素瘤死亡相关的最重要的血管模式。淋巴细胞及巨噬细胞对 UM 的浸润增加提示预后不良。3 号染色体单体 UM 细胞会产生炎性介质，可募集并激活淋巴细胞及巨噬细胞，促进肿瘤的炎症微环境，促进组织重塑，肿瘤进展，导致较差预后。IGF-1R 在原发性肿瘤中的高表达与肿瘤转移相关，血清 IGF-1R 的水平可作为转移性 UM 的生物标志物。

—— 第三章 ——————————

诊断与鉴别诊断

多种病变与 UM 具有相似的临床特征，常见的鉴别诊断包括视盘黑色素细胞瘤、脉络膜黑色素细胞增多症，脉络膜转移癌、RPE 腺瘤、脉络膜痣，周围渗出性出血性脉络膜视网膜病变，先天性视网膜色素上皮肥大，视网膜或色素上皮出血性脱离，脉络膜血管瘤和年龄相关性黄斑变性等。

第一节　与视盘黑色素细胞瘤相鉴别

通常仅累及单眼，检眼镜下可见完全或部分位于视盘中的深棕色或黑色占位，体积较小且局限。大多数不会引起明显的视觉障碍，少部分患者可因肿瘤引起的轻度渗出性视网膜脱离累及黄斑部或视神经炎而发生轻度视力下降。大部分患者可出现视野缺损，表现为生理盲点扩大、鼻侧阶梯及弓形缺损等。肿瘤体积长期无明显增长，较稳定。极少部分会发生恶化，表现为瘤体进行性生长和视力丧失。恶性变的病理特点是在邻近正常的黑色素细胞瘤细胞周围有纺锤形黑色素瘤细胞，黑色素细胞瘤细胞和梭形黑色素瘤细胞通常相互交织，没有间隔或间质组织。

第二节　与脉络膜转移癌相鉴别

脉络膜转移癌是全身其他部位的恶性肿瘤经血液循环转移至脉络膜的恶性肿瘤，以肺癌及乳腺癌多见。表现为突发且迅速的视力下降，部分患者双眼发病该病发病快、病程短，多有恶性肿瘤诊断病史。眼底可见一个或多个病灶，表现为后极部圆形或不规则形扁平的黄白色或灰黄色病灶，与周围组织边界不明显。FFA 和 ICGA 检查常显示肿瘤早期呈遮蔽荧光或弱荧光，逐渐出现点状强荧光，晚期呈斑驳样强荧光，一般无脉络膜黑色素瘤样的粗大血管，及脉络膜血管瘤样的多叶片状荧光染色。B超声检查可见眼球后极部扁平呈波浪形的实性占位病变，边界不清中等回声团，内回声欠均匀，声衰减不明显。MRI检查示 T 1WI 为等信号，T 2WI 为低信号。

第三节　诊断性眼内肿瘤活检

诊断性眼内肿瘤活检（fine needle aspiration biopsy，FNAB）的目的是明确诊断，确认或排除恶性肿瘤，可经巩膜或者经玻璃体途径进行。在经巩膜途径中，通过巩膜穿刺在肿瘤底部取样而获得肿瘤样品，这种方式不损伤视网膜，很少发生眼部并发症。主要的局限性是取样不充分导致无法明确诊断。经玻璃体入路需要常规25G玻璃体切割手术入路，通过逐步切割玻璃体和视网膜进入肿瘤内部取样。FNAB所需的基本设备包括：细针头（25-30G）和10 mL一次性注射器。FNAB存在采样不足，医源性损伤和眼外扩散的风险，需要谨慎运用。FNAB的适应证：①存在诊断不确定性，例如玻璃体积血影响肿瘤的成像；影像学表现不典型；②需要对肿瘤的恶性程度进行分型，进行细胞遗传学检测评估转移风险和预后。

FNAB的禁忌证：①对于可疑视网膜母细胞瘤；②肿瘤组织黏附性差，容易播散；③良性肿瘤，例如脉络膜血管瘤。

第四章

国际分期

UM有两种主要的分期系统，均基于肿瘤高度和最大基底直径。第一个分期系统由眼黑色素瘤合作研究（COMS）提出，其次是1968年由美国癌症联合委员会（AmericanJointCommitteeonCancer，AJCC）提出。在COMS中，依据肿瘤顶点高度和最大基底直径将肿瘤分类为小型（顶端高度≤2.5mm，最大基底直径为<5mm），中型（顶点高度>2.5mm且≤10mm，最大基底直径为≤16mm）和大型（最大基底直径>16mm或顶点高度>10mm）。而在AJCC系统中，肿瘤被分类为T1，T2，T3或T4。COMS的中小型肿瘤与AJCC中的T1和T2类别之间以及COMS的大型肿瘤与AJCC的T3和T4类别之间存在一些重叠。AJCC实体恶性肿瘤的分期系统，即TNM分期，适用于UM预后的评估。其中"T"描述原发肿瘤的特征，包括瘤体大小及其与周围组织的浸润关系；"N"表示区域淋巴结受累程度和范围；"M"代表肿瘤远处转移情况。

UM按部位分为两种类型，即前节的虹膜黑色素瘤，及后节的睫状体和脉络膜黑色素瘤，这两种类型UM在预后上明显不同。在第7版的AJCC出版的TNM分期上，对睫状体和脉络膜黑色素瘤进行了修订，并得到了广泛验证。2018年，AJCC发布了TNM分期第8版，对虹膜黑色素瘤以及肿瘤的巩膜外扩散进行了更细致的分期。因此，TNM分期有望被国际认同，并广泛用于UM的治疗与预后评估。在AJCC出版的第8版TNM分期系统中，原发肿瘤根据临床特征分为T1~T4期（表5-4-1和表5-4-2）。

表5-4-1　第8版TNM分期中原发虹膜黑色素瘤肿瘤（T）分期及特征

T分期	特征
T1	肿瘤局限于虹膜
T1a	肿瘤局限于虹膜，大小未超过3个钟点数
T1b	肿瘤局限于虹膜，大小超过3个钟点数
T1c	肿瘤局限于虹膜，合并继发青光眼
T2	肿瘤侵及睫状体、脉络膜或两者同时
T2a	肿瘤侵及睫状体，不伴有继发青光眼
T2b	肿瘤侵及睫状体和脉络膜，不伴有继发青光眼
T2c	肿瘤侵及睫状体、脉络膜或两者同时，并伴有继发青光眼
T3	肿瘤侵及睫状体、脉络膜或两者同时，并伴有巩膜浸润
T4	肿瘤合并巩膜外扩散
T4a	肿瘤侵及巩膜，浸润灶的最大直径≤5mm
T4b	肿瘤侵及巩膜，浸润灶的最大直径>5mm

表 5-4-2 第 8 版 TNM 分期中睫状体和脉络膜葡萄膜黑
色素瘤（T）的分期及特征

原发肿瘤（T）	特征
T1	肿瘤基底<3~9mm，厚度≤6mm
	肿瘤基底介于9.1~12mm，厚度≤3mm
T1a	T1期肿瘤未累及睫状体，没有球外扩散
T1b	T1期肿瘤累及睫状体
T1c	T1期肿瘤未累及睫状体，球外扩散病灶最大直径≤5mm
T1d	T1期肿瘤累及睫状体，球外扩散病灶最大直径≤5mm
T2	肿瘤基底<9.0mm，厚度介于6.1~9.0mm
	肿瘤基底介于9.1~12.0mm，厚度介于3.1~9.0mm
	肿瘤基底介于12.1~15mm，厚度≤6.0mm
	肿瘤基底介于15.1~18mm，厚度≤3.0mm
T2a	T2期肿瘤未累及睫状体，没有球外扩散
T2b	T2期肿瘤累及睫状体
T2c	T2期肿瘤未累及睫状体，球外扩散病灶最大直径≤5mm
T2d	T2期肿瘤累及睫状体，球外扩散病灶最大直径≤5mm
T3	肿瘤基底介于3.1~9mm，厚度介于9.1~12mm
	肿瘤基底介于12.1~15mm，厚度介于6.1~15mm
	肿瘤基底介于15.1~18mm，厚度介于3.1~12mm
T3a	T3期肿瘤未累及睫状体，没有球外扩散
T3b	T3期肿瘤累及睫状体
T3c	T3期肿瘤未累及睫状体，球外扩散病灶最大直径≤5mm

原发肿瘤（T）	特征
T3d	T3期肿瘤累及睫状体，球外扩散最大直径直径≤5mm
T4	肿瘤基底介于12.1~15mm，厚度>15.0mm
	肿瘤基底介于15.1~18mm，厚度>12.1mm
	肿瘤基底>18mm，厚度不限
T4a	T4期肿瘤未累及睫状体，无球外扩散
T4b	T4期肿瘤累及睫状体
T4c	T4期肿瘤未累及睫状体，球外扩散病灶最大直径≤5mm
T4d	T4期肿瘤累及睫状体，球外扩散病灶最大直径≤5mm
T4e	任何大小的肿瘤球外扩散病灶最大直径>5mm

UM的区域淋巴结转移分为无淋巴结受累的N0期及有淋巴结受累的N1期（表5-4-3）UM的远处转移情况，根据有无转移分为M0期及M1期，根据转移灶大小分为M1a~M1b期（表5-4-4）

表5-4-3　第8版TNM分期中区域性淋巴结转移情况（N）分期及特征

N分期	特征
N0	无淋巴结受累
N1	眼眶区域淋巴结转移或肿瘤播散
N1a	一个或多个区域淋巴结受累
N1b	局部淋巴结未受累，但眼眶中有不连续的肿瘤播散。

表 5-4-4　第 8 版 TNM 分期中肿瘤远处转移情况（M）
分期及特征

M 分期	特征
M0	无远处转移的症状和体征
M1	合并远处转移
M1a	最大转移病灶的最大直径≤3cm
M1b	最大转移病灶的最大直径为 3.1~8cm
M1c	最大转移病灶的最大直径≥8cm

　　由于 UM 患者的生存率并非仅随着 T 类的增加而
恶化，而且随着每个 T 类中的子类而恶化，考虑了这
种差异，AJCC 进行了ⅠA-B，ⅡA-B，ⅢA-C 和Ⅳ的
七个阶段的分期，以评估患者的生存率。其中，Ⅰ至
ⅢC 期仅限于后部葡萄膜黑色素瘤患者，这些患者在
区域性或远处均无转移。Ⅳ期表明转移性疾病或非连
续性眶内浸润（表 5-4-5）。虹膜黑色素瘤未进行
分期。

表 5-4-5　基于 AJCC 出版的 TNM 分类第八版的睫状体
和脉络膜黑色素瘤分期

肿瘤分期	原发肿瘤（T）	区域淋巴结（N）	远处转移（M）
Ⅰ期	T1a	N0	M0
Ⅱ期	T1b-d，T2a-b，T3a	N0	M0
ⅡA 期	T1b-d，T2a	N0	M0
ⅡB 期	T2b，T3a	N0	M0
Ⅲ期	T2c-d，T3b-d，T4a-c	N0	M0

肿瘤分期	原发肿瘤（T）	区域淋巴结（N）	远处转移（M）
ⅢA期	T2c-d，T3b-c，T4a	N0	M0
ⅢB期	T3d，T4b-c	N0	M0
ⅢC期	T4d-e	N0	M0
Ⅳ期	任何T	N1	M0
	任何T	任何N	M1a-c

— 第五章 ————

治疗

近年来，UM 的治疗发展迅速，治疗方式多样。UM 治疗方式的选择取决于肿瘤的大小，位置和相关特征，例如视网膜脱离、玻璃体出血和视网膜浸润。还应考虑患者的年龄，总体健康状况，对侧眼的状况以及患者的个人需求（表5-5-1）。

近距离敷贴放射治疗和眼球摘除术是最常见的治疗方式，其他保眼治疗还包括经瞳孔温热治疗，质子束放射治疗、立体定向放射治疗以及眼肿瘤局部切除术。

第一节 敷贴放射治疗

敷贴放射治疗是近距离放射疗法的一种形式，常用的放射性同位素包括碘 125，钌 106，钯 103，铱 192 和钴 60。通过在肿瘤对应的巩膜表面精确缝合曲线形的放射性敷贴器，将放射线跨巩膜辐射至瘤体。敷贴放射治疗需要使瘤体表面放射线剂量达到 80~100Gy，适用于小、中等大小的肿瘤（肿瘤最大基底直径≤18mm，厚度≤12mm），是中小型 UM 的首选治疗方法，包括黄斑黑色素瘤，睫状体黑色素瘤，以及眼外扩散的 UM。对于邻近视盘的肿瘤，可以使用卡槽式的敷贴器，使敷贴器的位置更接近肿瘤基底部，达到更好的局部剂量控制。该疗法可有效地控制肿瘤，保存眼球以及保留视力。

第二节　经瞳孔温热疗法

经瞳孔温热疗法（Transpupillary thermotherapy，TTT）是一种非侵入性治疗方式，使用 810nm 红外二极管通过瞳孔传递到脉络膜肿瘤表面，使肿瘤温度升高至 $45°\sim60°$，导致与肿瘤相关的畸形血管闭塞，进而导致肿瘤坏死。TTT 的最大穿透深度为 4mm，适用于厚度小于 4mm，且位于视盘及黄斑外的小型色素性的 UM，对小于 2.5mm 的较小的生长性 UM 疗效最佳。厚度大于 3mm 的肿瘤应通过敷贴放疗联合 TTT 来治疗，即"三明治"疗法。TTT 的优势包括激光的精确瞄准，可使肿瘤即时坏死，在门诊即可完成诊治以及对周围正常脉络膜的损害小。TTT 的潜在并发症包括视网膜分支静脉阻塞，视网膜牵拉，以及孔源性视网膜脱离。

第三节　质子束放射疗法

质子束放射疗法是一种远程放射疗法，质子束可以向肿瘤提供均匀的辐射剂量，在向肿瘤传递高剂量辐射的同时，最大程度地减少对健康周围组织的附带损害。质子束放射疗法较敷贴放射治疗适用范围更广，可用于虹膜黑色素瘤和后节 UM。可达到肿瘤控制，保存眼球以及保留视力，但其最终效果并不优于敷贴，而费用更高。

第四节 肿瘤切除

肿瘤切除术最早是针对局部放疗后残余的肿瘤而提出，近来针对中大型肿瘤，也可作为首选的治疗方法。肿瘤切除的术式包括通过巩膜切口整体切除肿瘤（外切术），或穿过视网膜的玻璃体切除术切除肿瘤（内切术）等。位于虹膜、睫状体和周边脉络膜的黑色素瘤可行肿瘤外切除，位于赤道后的脉络膜肿瘤可采用内切除术。这两种手术难度较大，要求术者经验丰富且技术高超，术后效果通常比较理想。肿瘤切除术能提供新鲜的肿瘤组织，可行组织病理学诊断及基因检测，并保留了眼球和视力。内切除时如果巩膜面肿瘤有残余或肿瘤离手术切除范围边缘较近，可以补充敷贴放射治疗以防止肿瘤复发。

目前，采用 UM 眼内切除术的指征通常包括：①肿瘤基底宽不超过 15 mm；②肿瘤无局部浸润，未累及巩膜及眼眶部；③肿瘤无全身转移。手术禁忌证包括：肿瘤眼外或远处转移，肿瘤超过赤道部甚至累及范围超过睫状体 2/3，肿瘤直径大于 16 mm，全身情况不能耐受手术者，弥漫性黑色素瘤等。肿瘤切除的并发症包括孔源性视网膜脱离，增生性玻璃体视网膜病变，出血和肿瘤复发。

第五节　眼球摘除

对于大型 UM（最大基底直径>20mm，厚度>12mm），视神经受累或侵及眼眶和/或继发性青光眼均需行眼球摘除术。以眼眶植入物代替了眼球体积，植入物可以附着在直肌上，从而保留了义眼的运动性。目前常用的眼眶内容物填充或替代物包括：巩膜包裹的羟基磷灰石义眼台植入物、聚合物涂覆的羟基磷灰石义眼台、聚乙烯替代物（MEDPOR）及硅胶球等。

第六节　眶内容物剜除

若 UM 在初诊时就已有明显的眼眶侵犯，需行眶内容物摘除术（涉及眼球，眼球，肌肉，神经和脂肪组织的去除），并尽量保留眼睑以助于快速愈合。

第七节　UM 转移后的全身治疗

尽管目前还没有任何一种单一的全身疗法被证明对 UM 的远处转移是有效的，但是仍尽可能鼓励 UM 患者参与临床试验。对肝脏转移患者可行靶向治疗，包括切除，消融，化学栓塞，放射栓塞和局部灌注等。其他推荐方案包括：

（1）免疫疗法：抗PD-1单药治疗（Pembrolizumab 或 Nivolumab）；Nivolumab / ipilimumab；Ipilimumabb。

（2）细胞毒性方案：达卡巴嗪；替莫唑胺；紫杉醇；结合白蛋白的紫杉醇；卡铂/紫杉醇。

（3）靶向治疗：曲美替尼。

表 5-5-1　葡萄膜黑色素瘤治疗选择

治疗方式	适应证	结果	并发症	注释	循证等级
放射治疗					
近距离放射治疗（钌106 碘125）	小/中/大 UM，基底直径<20mm	肿瘤局部控制良好	视力丧失肿瘤复发	调整剂量以延缓视力丧失	A级
质子束放射治疗	中/大型 UM；不适合敷贴或切除术顶点高度 >2.5mm，最大基底直径为>5mm）	肿瘤局部控制良好	视力丧失新生血管性青光眼肿瘤复发	非所有眼肿瘤中心均可采用	C级
立体定向放射治疗	视乳头旁 UM；不适合敷贴或手术治疗	肿瘤局部控制良好	视力丧失放射相关并发症肿瘤复发	非所有眼肿瘤中心均可采用	C级
激光治疗					
经瞳孔热疗(TTT)	UM 的局部复发和辅助治疗	改善局部肿瘤控制	视力丧失眼外肿瘤复发	偶尔将其用于视盘鼻侧的小黑色素瘤	C级

中国肿瘤整合诊治指南

治疗方式	适应证	结果	并发症	注释	循证等级
光动力疗法(PDT)	小UM(顶端高度 ≤ 2.5mm,最大基底直径为<5mm)	不确定	肿瘤复发	避免放疗并发症;未广泛使用	D级
手术					
外切除±敷贴	基底径窄的中/大型UM	不确定	视网膜脱离 视力丧失 眼球摘除 肿瘤复发	很少进行敷贴治疗以降低复发风险	C级
内切除±放射疗法	中型UM 肿瘤毒性综合征	结果不一	短暂性眼内出血 很少肿瘤播散	仅在英国部分眼科中心进行	D级
眼球摘除	大型UM 伴NVG±广泛性视网膜脱离	如果完全切除,则100%局部控制肿瘤	眼座相关并发症 眼眶肿瘤复发	眼眶植入物和人工眼的美容效果良好	A级
眶内容物剜除	UM眼外扩散	如果完全切除,则100%局部控制肿瘤	眼眶肿瘤复发	很少进行	D级

第六章

随访及预后

UM进行眼科治疗后，需进行定期的眼部及全身情况的随访观察。放射性治疗后，前2年每3~6个月复查1次，此后每6~12个月复查，以监测肿瘤是否复发及其他并发症。如果有条件做基因检测，则可依据基因检测结果结合肿瘤临床病理特征划分转移风险等级，进而指导患者术后随访（表5-6-1）。

复查时需进行全面的眼科检查，包括视力，眼压和散瞳后的眼底检查，结合眼底彩色照相和超声检查来评估局部肿瘤的控制情况。广角眼底照相及荧光素血管造影可以评估放疗后的周边部肿瘤和视网膜血管的灌注情况。肿瘤复发最常见的部位是肿瘤的边缘处，肿瘤中心处和眼外扩散复发较少见。敷贴放疗后，小型（≤3 mm厚度）UM的复发率在5年时为6%，在10年时复发率为11%，而对于大型（≥10 mm厚度）的UM，5年复发率为13%。复发与发生转移的风险增加有关。复发必须与肿瘤消退不足（无反应性）区分开。肿瘤的大小以及与视盘和黄斑的距离对视力的预后非常重要。放疗术后影响患者视力的主要原因包括放射性视网膜病、放射性视神经病变以及白内障。约有69%的患者在术后10年内视力丧失。尽管放射性视网膜病变的发病高峰为放疗后5年内，但仍有7%的患者在治疗后7~10年出现病变。因此，需对放射性视网膜病变进行长期监测。同时，可行眼周或玻璃体内注射曲安奈德，或玻璃体内抗VEGF药物和/或全视网膜光凝术，以控制放射性病变。需对患者进行全身情况监测以及早发现转移病灶。对UM患者的随访监测应包括肝脏的特异性影像学检查，主要为腹部超声。眼部治疗后，UM患者会出现眼部不适，视力障碍，眼球摘除后面部畸形，对未来健康的担忧，焦虑，沮丧或身体的严重不适。应进行充分的心理支持和咨询，提高患者对这些问题的认识，旨在从心理上帮助患者减轻疾病带来的痛苦。

表5-6-1 患者转移风险分层

风险等级/分级依据	基因检测	肿瘤大小	肿瘤病理类型	肿瘤范围及位置	随访建议
低风险	Class 1A 二倍体型3号染色体 染色体6p增加 EIF1AX突变	T1（AJCC）	梭形细胞型		适当低频的监测

风险等级/分级依据	基因检测	肿瘤大小	肿瘤病理类型	肿瘤范围及位置	随访建议
中风险	Class 1B SF3B1突变	T2和T3 （AJCC）	混合细胞型		监测：10年内每6~12个月一次
高风险	Class 2 单体型3号染色体 染色体8q增加 BAP1突变 PRAME突变	T4 （AJCC）	上皮样细胞型	肿瘤眼外扩散肿瘤累及睫状体	监测：5年内每3~6个月一次，然后10年内每6~12个月一次

参考文献

[1] Singh A D, Turell M E, Topham A K . Uveal Melanoma: Trends in Incidence, Treatment, and Survival[J]. Ophthalmology, 2011, 118 (9): 1881-1885.

[2] Shields C L, Kaliki S, Furuta M, et al. CLINICAL SPECTRUM AND PROGNOSIS OF UVEAL MELANOMA BASED ON AGE AT PRESENTATION IN 8, 033 CASES[J]. Retina, 2012, 32 (7): 1363-1372.

[3] Al-Jamal RT, Cassoux N, Desjardins L, et al. The Pediatric Choroidal and Ciliary Body Melanoma Study: A Survey by the European Ophthalmic Oncology Group[J]. Ophthalmology. 2016; 123 (4): 898-907.

[4] Liu YM, Li Y, Wei WB, Xu X, Jonas JB. Clinical Characteristics of 582 Patients with Uveal Melanoma in China. PLoS One. 2015; 10 (12): e0144562. Published 2015 Dec 8.

[5] Walpole S, Pritchard AL, Cebulla CM, et al. Comprehensive Study of the Clinical Phenotype of Germline BAP1 Variant-Carrying Families Worldwide. J Natl Cancer Inst[J]. 2018; 110 (12): 1328-1341.

[6] Singh AD, Topham A. Incidence of uveal melanoma in the United States: 1973-1997. Ophthalmology[J]. 2003; 110 (5): 956-961.

[7] Park SJ, Oh CM, Kim BW, Woo SJ, Cho H, Park KH. Nationwide Incidence of Ocular Melanoma in South Korea by Using the National Cancer Registry Database (1999-2011). Invest Ophthalmol Vis Sci. 2015; 56 (8): 4719-4724.

[8] Kivelä T. The epidemiological challenge of the most frequent eye cancer: retinoblastoma, an issue of birth and death. Br J Ophthalmol. 2009; 93 (9): 1129-1131.

[9] Kujala E, Mäkitie T, Kivelä T. Very long-term prognosis of patients with malignant uveal melanoma. Invest Ophthalmol Vis Sci. 2003; 44 (11): 4651-4659.

[10] Diener-West M, Reynolds SM, Agugliaro DJ, et al. Development of metastatic disease after enrollment in the COMS trials for treatment of choroidal melanoma: Collaborative Ocular Melanoma Study Group Report No. 26. Arch Ophthalmol. 2005; 123 (12): 1639-1643.

[11] Gragoudas ES, Egan KM, Seddon JM, et al. Survival of patients with metastases from uveal melanoma. Ophthalmology. 1991; 98 (3): 383-390.

[12] Finger PT, Kurli M, Reddy S, Tena LB, Pavlick AC. Whole body PET/CT for initial staging of choroidal melanoma. Br J Ophthalmol. 2005; 89 (10): 1270-1274.

[13] Shields JA, Shields CL. Management of posterior uveal melanoma: past, present, and future: the 2014 Charles L. Schepens lecture. Ophthalmology. 2015; 122 (2): 414-428.

[14] Smit KN, Jager MJ, de Klein A, Kili E. Uveal melanoma: Towards a molecular understanding. Prog Retin Eye Res. 2020; 75: 100800.

[15] Singh AD, Tubbs R, Biscotti C, Schoenfield L, Trizzoi P. Chromosomal 3 and 8 status within hepatic metastasis of uveal melanoma. Arch Pathol Lab Med. 2009; 133 (8): 1223-1227.

[16] Harbour JW, Onken MD, Roberson ED, et al. Frequent mutation of BAP1 in metastasizing uveal melanomas. Science. 2010; 330 (6009): 1410-1413.

[17] Damato B, Dopierala J, Klaasen A, van Dijk M, Sibbring J, Coupland SE. Multiplex ligation-dependent probe amplification of uveal melanoma: correlation with metastatic death. Invest Ophthalmol Vis Sci. 2009; 50 (7): 3048-3055.

[18] Park JJ, Diefenbach RJ, Joshua AM, Kefford RF, Carlino MS, Rizos H. Oncogenic signaling in uveal melanoma. Pigment Cell Melanoma Res. 2018; 31 (6): 661-672.

[19] Violanti SS, Bononi I, Gallenga CE, Martini F, Tognon M, Perri P. New Insights into Molecular Oncogenesis and Therapy of Uveal Melanoma. Cancers (Basel) . 2019; 11 (5): 694.

[20] Henderson E, Margo CE. Iris melanoma. Arch Pathol Lab Med. 2008; 132 (2): 268-272.

[21] Shields CL, Kaliki S, Furuta M, Mashayekhi A, Shields JA. Clinical spectrum and prognosis of uveal melanoma based on age at presentation in 8, 033 cases. Retina. 2012; 32 (7): 1363-1372.

[22] Coupland SE, Campbell I, Damato B. Routes of extraocular extension of uveal melanoma: risk factors and influence on survival probability. Ophthalmology. 2008; 115 (10) : 1778-1785.

[23] Al-Jamal RT, Mäkitie T, Kivelä T. Nucleolar diameter and microvascular factors as independent predictors of mortality from malignant melanoma of the choroid and ciliary body. Invest Ophthalmol Vis Sci. 2003; 44 (6): 2381-2389.

[24] Chen X, Maniotis AJ, Majumdar D, Pe'er J, Folberg R. Uveal melanoma cell staining for CD34 and assessment of tumor vascularity. Invest Ophthalmol Vis Sci. 2002; 43 (8): 2533-2539.

[25] Folberg R, Pe'er J, Gruman LM, et al. The morphologic characteristics of tumor blood vessels as a marker of tumor progression in primary human uveal melanoma: a matched case-control study. Hum Pathol. 1992; 23 (11): 1298-1305.

[26] Bronkhorst IH, Jager MJ. Uveal melanoma: the inflammatory microenvironment. J Innate Immun. 2012; 4 (5-6): 454-462.

[27] Frenkel S，Zloto O，Pe'er J，Barak V. Insulin-like growth factor-1 as a predictive biomarker for metastatic uveal melanoma in humans. Invest Ophthalmol Vis Sci. 2013；54（1）：490-493.

[28] Barker CA，Salama AK. New NCCN Guidelines for Uveal Melanoma and Treatment of Recurrent or Progressive Distant Metastatic Melanoma[J]. J Natl Compr Canc Netw. 2018；16（5S）：646-650. doi：10.6004/jnccn.2018.0042.

[29] Wisely CE，Hadziahmetovic M，Reem RE，et al. Long-term visual acuity outcomes in patients with uveal melanoma treated with 125I episcleral OSU-Nag plaque brachytherapy[J]. Brachytherapy. 2016；15（1）：12-22. doi：10.1016 / j. brachy.2015.09.013.

[30] 魏文斌，屠颖.诊断性玻璃体手术临床应用及其微创化前景[J].中华眼科杂志，2010，46（11）：1052-1056.

[31] 中国医药教育协会眼科专业委员会，中华医学会眼科学分会眼整形眼眶病学组，中国抗癌协会眼肿瘤专业委员会. 中国葡萄膜黑色素瘤诊疗专家共识（2021年）[J].中华眼科杂志，2021，57（12）：886-897.

[32] 樊代明.整合肿瘤学·基础卷[M].西安：世界图书出版西安有限公司，2021.

[33] Chai P，Jia R，Li Y，Zhou C，Gu X，Yang L，et al. Regulation of epigenetic homeostasis in uveal melanoma and retinoblastoma. Prog Retin Eye Res. 2021：101030.

[34] He F，Yu J，Yang J，Wang S，Zhuang A，Shi H，et al. m (6) A RNA hypermethylation-induced BACE2 boosts intracellular calcium release and accelerates tumorigenesis of ocular melanoma. Mol Ther. 2021；29（6）：2121-33.

[35] Fan J，Xing Y，Wen X，Jia R，Ni H，He J，et al. Long non-coding RNA ROR decoys gene-specific histone methylation to promote tumorigenesis. Genome Biol. 2015；16：139.

[36] Fan J, Xu Y, Wen X, Ge S, Jia R, Zhang H, et al. A Co-hesin-Mediated Intrachromosomal Loop Drives Oncogenic ROR lncRNA to Accelerate Tumorigenesis. Mol Ther. 2019; 27 (12): 2182-94.

[37] Chai P, Yu J, Jia R, Wen X, Ding T, Zhang X, et al. Generation of onco-enhancer enhances chromosomal remodeling and accelerates tumorigenesis. Nucleic Acids Res. 2020; 48 (21): 12135-50.

[38] Yu J, Chai P, Xie M, Ge S, Ruan J, Fan X, et al. Histone lactylation drives oncogenesis by facilitating m (6) A reader protein YTHDF2 expression in ocular melanoma. Genome Biol. 2021; 22 (1): 85.

[39] Jia R, Chai P, Wang S, Sun B, Xu Y, Yang Y, et al. m (6) A modification suppresses ocular melanoma through modulating HINT2 mRNA translation. Mol Cancer. 2019; 18 (1): 161.

[40] Peyman GA, Cohen SB. Ab interno resection of uveal melanoma. Int Ophthalmol. 1986; 9 (1): 29-36.

[41] Damato B, Groenewald C, McGalliard J, Wong D. Endoresection of choroidal melanoma. Br J Ophthalmol. 1998; 82 (3): 213-8.

[42] 樊代明. 整合肿瘤学·临床卷[M]. 北京: 科学出版社, 2021.